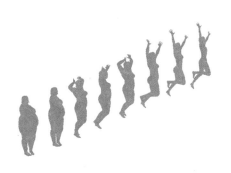

减脂真相

"拜拜吧！脂肪君"

脂老虎 编著

清华大学出版社

北京

内 容 简 介

当今社会，肥胖已经是一个受到人们普遍关注的问题，很多人因为肥胖饱受困扰，肥胖是引起糖尿病、高血压等慢性病发病的重要因素。本书以直观的方式让更多的人了解肥胖的成因、危害和减肥的重要性，帮助读者正确认识自身健康状况，科学健康地减脂瘦身。

本书是广大读者健康减脂、科学生活的必读参考书。

图书在版编目（CIP）数据

减脂·真相：拜拜吧，脂肪君/脂老虎编著. —北京：清华大学出版社，2017（2018.5重印）
ISBN 978-7-302-45918-7

Ⅰ．①减…　Ⅱ．①脂…　Ⅲ．①减肥－基本知识　Ⅳ．①R161

中国版本图书馆 CIP 数据核字（2016）第 288075 号

责任编辑：刘士平
封面设计：李智勇
责任校对：李　梅
责任印制：沈　露

出版发行：清华大学出版社
　　　　　网　　　址： http://www.tup.com.cn, http://www.wqbook.com
　　　　　地　　　址： 北京清华大学学研大厦 A 座　　　**邮　　编：** 100084
　　　　　社 总 机： 010-62770175　　　　　　　　　　　**邮　　购：** 010-62786544
　　　　　投稿与读者服务： 010-62776969, c-service@tup.tsinghua.edu.cn
　　　　　质量反馈： 010-62772015, zhiliang@tup.tsinghua.edu.cn
印 装 者： 北京嘉实印刷有限公司
经　　销： 全国新华书店
开　　本： 180mm×250mm　　　**印　　张：** 14.25　　　**字　　数：** 206 千字
版　　次： 2017 年 4 月第 1 版　　　**印　　次：** 2018 年 5 月第 7 次印刷
定　　价： 39.00 元

产品编号：072378-02

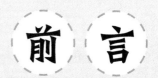

前言

肥胖已成为中国人健康所面临的第一大威胁。中国疾病控制中心的一项数据显示，我国高血压患者人数已突破3.3亿人，每3名成人中就有1人患高血压，还有1亿多的高血糖人群，同时诸如Ⅱ型糖尿病等病症的发病均与脂代谢紊乱密切相关。中国工程院院士，中华预防医学会会长王陇德院士表示："脑卒中（俗称脑中风）是导致中国居民致残和致死的第一大原因。"而这一切都与身体的肥胖及脂肪的过度堆积息息相关。

"别再等到脑卒中发生再关注。肥胖会导致动脉血管内脂肪堆积，直接导致血管堵塞，从而引发脑卒中危险。"王陇德院士公开提醒。人们常说"肥胖猛于虎"，甚至可以说有人的地方就有"减肥"的需求和口号。减肥的江湖如此热络，却至今没有一本令众人信服的"减肥秘籍"，在肥胖这只"猛虎"面前，我们始终还是自我催眠太多，客观面对太少。

要真正打倒"猛虎"，我们有必要对它进行全面、系统的了解："虎"的质量、体型、特征；我们需要对自己进行评估：打"虎"的需求度、信心、信息、工具……这实在不是一件一蹴而就的事情。

本书作者团队历经艰辛，本着"指出问题真相，告知解决问题方法"的宗旨，编写了这本"通关秘籍"：脂肪的本质是什么？从哪里来？又要到哪里去？为了加快脂肪分解，我们能做什么？

科学减脂的三大原理——能量负平衡、低升糖、富营养是本书的核心思想，并贯彻始终。本书分析了市场上林林总总的减肥方法及减肥误区，讲解了科学减脂、科学管理体重的方法，并在附录中提供了科学的减脂饮食指导。

本书力求通俗易懂，深入浅出。它的一大功用在于可以给我们的体脂管理师，及未来更多有志于成为体脂管理师的朋友提供简便、全面的知识铺垫，同时向更广大的读者普及和推广科学减脂知识。书中包含诸多真实的减脂案例，帮助读者打消顾虑，增强信心，甚至让读者在成功减脂之后还可能晋升为"减脂教练"。

　　一路走来，顺境逆境都是成长，衷心感谢一路同行的伙伴。由于涉及的内容广泛，书中不足之处在所难免，恳切希望广大读者惠予指正，以备再版时修订。

作　者

2017 年 2 月

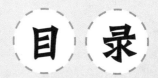

Contents

第5章　肥胖与疾病　\\\80

下编　谎言无处不在——"健康瘦"要走正道

上 编

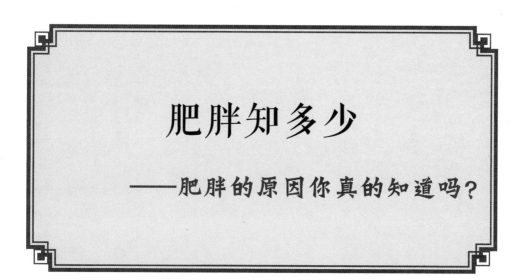

肥胖知多少

——肥胖的原因你真的知道吗？

脂肪从哪里来

1.1 七大营养素知多少

1.1.1 水

水是地球上最常见的物质之一，也是生物体最重要的组成部分。人体内的水分，大约占到人体体重的 65%。其中，脑髓含水 75%，血液含水 83%，肌肉含水 76%，连坚硬的骨骼里也含水达 22%！它参与生命的运动，可以排除体内有害毒素、帮助新陈代谢、维持有氧呼吸等，它的作用与功能独一无二。没有水，食物中的养料不能被吸收，废物不能被排出体外，连药物都不能被送到该起作用的部位。

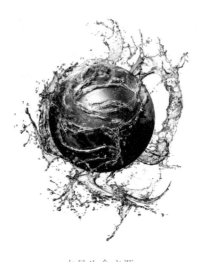

水是生命之源

缺水的后果十分直观：没有食物，人尚可活 3 周，但人体一旦缺水 1%～2%，就会感到渴；缺水 5%，口干舌燥、皮肤起皱、意识不清，甚至出现幻视（这也是电影里困在沙漠中的人更容易出现"绿洲"幻视的原因之一）；缺水 15%，心跳急促、失忆、意识几近消失；缺水 20%，则会晕倒，甚至死去。在完全没有水分摄入的情况下，人很难活过 3 天。

所以说水是生命之源，于人体而言，其重要性仅次于氧气。人体所有的代谢反应都发生在水介质中，每天大概需要 2500ml 水来弥补皮肤蒸发、呼吸、粪便、排尿等生理活动损失的水分。

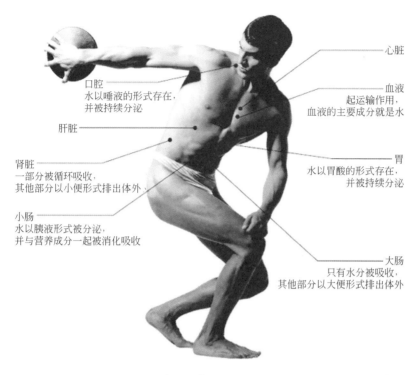

心脏

血液
起运输作用，
血液的主要成分就是水

口腔
水以唾液的形式存在，
并被持续分泌

肝脏

胃
水以胃酸的形式存在，
并被持续分泌

肾脏
一部分被循环吸收，
其他部分以小便形式排出体外

小肠
水以胰液形式被分泌，
并与营养成分一起被消化吸收

大肠
只有水分被吸收，
其他部分以大便形式排出体外

水在人体中的作用

这 2500ml 的水包括食物中所摄取的总水量，如蔬菜的含水量在 90％以上，吃半斤蔬菜(250g)就是间接摄入 225ml 的水；水果含水量为 85％～90％，吃半斤水果就能摄入大约 200ml 的水；新鲜的瘦肉和鱼虾含水约 70％、牛奶含水约 87％，所以 100g 鱼肉加 200ml 牛奶也能提供 200ml 左右的水分。

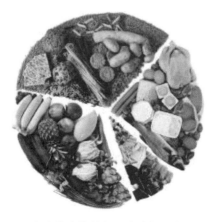

大多数食物的主要成分都是水

一般人体每天从食物中能获取的水量约为 1300ml，余下的 1200ml 相当于一次性纸杯 6 杯的量，这也就是世界卫生组织为什么推荐大家每天喝 6～8 杯水的缘由。

1.1.2 蛋白质

蛋白质是组成人体一切细胞、组织的重要成分，它是维持生命不可缺少的物质，蛋白质约占人体全部质量的 18%。

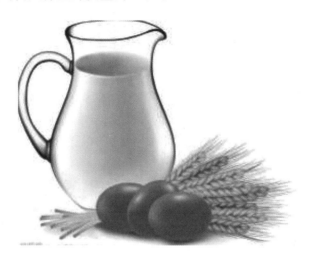

蛋白质也是"热源质"，即产能营养素（人每天摄取的所有营养素中，在体内可以产生能量的营养素，在营养学上称为"产能营养素"）。如果把人体比作一栋大厦，显然蛋白质就是构成大厦的主要建筑材料。人体中的血液、肌肉、神经、皮肤、毛发等，都是由蛋白质构成的；机体的生长、组织的修复、各种酶和激素等对体内生化反应的调节、抵御疾病抗体的组成、渗透压的维持、遗传信息的传递……无一不是蛋白质在起作用。

1.1.3 脂肪

脂肪对生命极其重要，是细胞内良好的储能物质，主要作用是：提供热能；保护内脏，维持体温；协助脂溶性维生素的吸收；参与机体各方面的代谢活动等，它的功能众多，无法一一列举。正是脂肪这样的物质在远古海洋中化分出界限,使细胞有了存在的基础,使生命得以存续,从而获得了向更加复杂的形式演化的可能。毫不夸张地说,没有脂肪这样的物质存在,就没有生命可言。

人体内的脂类分为脂肪和类脂。脂肪又称为真脂或中性脂肪,包括不饱和与饱和两种。动物脂肪含饱和脂肪酸较多,在室温中呈固态。植物油含不饱和脂肪酸较多,在室温中呈液态。类脂则是指胆固醇、脑磷脂、卵磷脂等一类在理化功能上与脂肪类似的物质。它存在于人体和动物的皮下组织及植物体中,是生物体的组成部分和储能物质,也是食用油的主要成分。扬雄《太玄·灶》曰:"脂牛正肪,不濯釜而烹,则欧歜之疾至。"

常见食物中的脂肪含量(g/100g)

食物名称	含量	食物名称	含量	食物名称	含量
植物油	100.0	猪尾巴	77.1	全脂奶粉	30.6
猪油	99.0	动物脑	8.0~12.0	脱脂奶粉	1.0
猪肉(肥瘦)	59.8	鸡肉	2.5	牛乳	4.0
羊肉(肥瘦)	28.8	兔肉	0.4	巧克力	27.0~39.0
牛肉(肥瘦)	10.2	蛋黄	30.0	粮食类	0.1~5.0
猪蹄	26.3	鸡蛋	11.6	油饼	10.4
猪皮	22.7	鱼类	0.1~9.0	大豆	12.0~20.0
猪肝(肾、心)	4.0~6.3	奶油	20.0	花生、瓜子	48.0~55.0
猪头	41.3	黄油	82.5	蔬菜、水果	0.0~1.0

脂肪的来源可分下述两种。

(1)动物性来源

动物体内储存的脂肪,如猪油、牛油、羊油、鱼油、骨髓、肥肉、鱼肝油等。动物乳中的脂肪,如奶油等。

(2)植物性来源

植物性脂肪主要是从植物中的果实内提取的,如芝麻、葵花籽、花生、核桃、松子、黄豆等。

各类食物中,果仁脂肪含量最高,肉类居中,米、面、蔬菜、水果中含量很少。

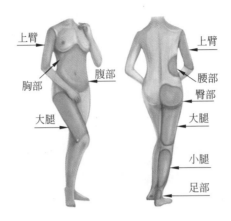

身体脂肪分布示意图

食用油不同原料中脂肪酸的结构区别

名称	饱和脂肪酸/%	单不饱和脂肪酸/%	多不饱和脂肪酸胶		比	例
			ω-3/%	ω-6/%	ω-3	ω-6
花生油	18	58	0	24	/	/
大豆油	13	25	7	55	1	7.857
菜籽油	10	80	0	10	/	/
芝麻油	18	39	3	40	1	13.33
猪油	40	48	0	12	/	/
玉米油	12	28	1	59	1	59
橄榄油	10	84	1	5	1	5
亚麻油	10	22	53	15	1	0.283
鱼油	25	40	28	7	1	0.25
核桃油	14	14	9	63	1	7
山茶油	9	80	4	7	1	1.74
食疗作用	引起高血脂	既不明显升高血脂,也不明显降低血脂	可降低胆固醇,预防动脉硬化	可在人体内转化为花生四烯酸	1	4～6
			三种油轮流吃或者混合吃			
		含大量饱和脂肪酸的食物不吃或者少吃				

目前,尚无脂肪供给量标准,不同地区由于经济发展水平和饮食习惯的不同,脂肪的实际摄入量有很大差异。我国营养学会建议膳食脂肪供给量不宜超过总能量的 30%。

注意,必须分清三种脂肪:皮下脂肪、内脏脂肪和管道脂肪,这将在第 4 章中详细叙述。

1.1.4　碳水化合物

碳水化合物又称糖类化合物,由碳、氢、氧三种元素组成,由于它所含的氢氧的比例为 2:1,和水一样,故称为碳水化合物。它是为人体提供热能的三种主要营养素中最廉价的营养素,也是自然界存在最多、具有广谱化学结构和生物功能的有机化合物。

碳水化合物是生命细胞结构的主要成分及主要供能物质,并且有调节细胞活动的重要功能,参与细胞的组成和多种活动,节约蛋白质、抗生酮,解毒和增强肠道功能等作用。人体一旦缺乏将导致全身无力、疲乏、血糖含量降低,产生头晕、心悸、脑功能障碍等症状,严重者会导致低血糖昏迷;一旦过量则会转化成脂肪储存于身体内,导致肥胖,甚至引发高血脂、糖尿病等各类疾病。

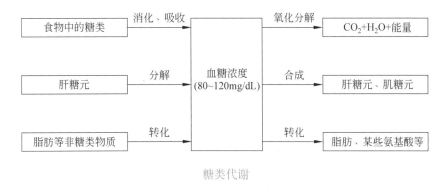

糖类代谢

膳食碳水化合物是人类获取能量的最经济和最主要的来源,膳食中摄入的碳水化合物主要是多糖(米、面等主食中含量均较高),在摄入碳水化合物的同时,还能获得蛋白质、脂类、维生素、矿物质、膳食纤维等其他营养物质;而摄入单糖或双糖(如蔗糖)，除能补充热量外，根本补充不了其他营养素。

不同食物的碳水化合物种类及含量

食物名称	碳水化合物种类	碳水化合物含量/%
菠菜	果糖、葡萄糖、蔗糖	0.4
西瓜	果糖、葡萄糖、蔗糖	8
甜饮料	蔗糖、葡萄糖浆	10
土豆	淀粉、葡萄糖、蔗糖、果糖	17
饼干	蔗糖、葡萄糖浆	20
绿豆	淀粉	63
黄豆淀粉	淀粉	77
大米	淀粉	79

1.1.5 矿物质

矿物质是人体内无机物的总称。矿物质和维生素一样，是人体必需的元素，主要包括常量元素和微量元素，也是人体代谢中的必要物质。常量元素在人体内的含量大于体重的 0.01%，包括钙、磷、钠、钾、氯、镁、硫等。微量元素在体内的含量小于体重的 0.01%，包括铁、铜、锌、硒等。每种元素均有其重要的、独特的、不可替代的作用，各元素间也有密切关系。

$$
矿物质
\begin{cases}
常量元素
\begin{cases}
钙Ca、钾K、碳C \\
钠Na、磷P、硫S \\
镁Mg、氧O、氢H \\
氯Cl、氮N
\end{cases} \\
\\
微量元素
\begin{cases}
铁Fe、铜Cu、钴Co \\
锰Mn、铬Cr、硅Si \\
锌Zn、锡Sn、镍Ni \\
碘I、钒V、氟F
\end{cases}
\end{cases}
$$

微量营养素

虽然矿物质在人体内的总量不及体重的 5%，也不能提供能量，但它在人体组织的生理作用中发挥着重要的功能。矿物质是构成机体组织的重要原料，如钙、磷、镁是构成骨骼、牙齿的主要原料；矿物质也是维持机体酸碱平衡和正常渗透压的必要条件，人体内有些特殊的生理物质如血液中的血红蛋白、甲状腺素等都需要铁、碘的参与才能合成。

矿物质无法自身产生、合成,人体每天矿物质的摄取量也基本固定,但随着年龄、性别、身体状况、环境、工作状况等个体差异而有所不同。在人体的新陈代谢过程中,每天都有一定数量的矿物质通过粪便、尿液、汗液、头发等途径排出体外,因此必须通过饮食予以补充。因矿物质主要存在于谷物的外层,在研磨精致食物的过程中往往会造成很大的损失,所以一般来说粗粮更利于人体矿物质的吸收。

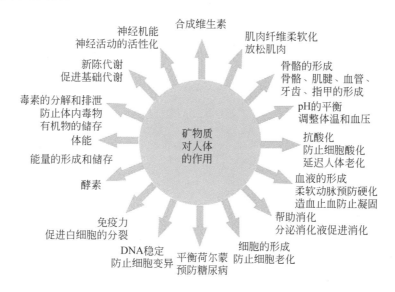

【不过量原则】

由于某些微量元素在人体内的生理作用剂量与中毒剂量非常接近,因此过量摄入不但无益反而有害。比如,钙摄取过量会增加肾结石的危险,干扰其他矿物质的吸收利用;过量镁摄入,常伴有恶心、胃肠痉挛等胃肠道反应,造成嗜睡、肌无力、膝腱反射弱、肌麻痹等。

1.1.6　维生素

维生素又名维他命,虽然它既不参与构成人体细胞,也不为人体提供能量,却是人和动物维持正常的生理功能所必需的一类微量有机物质。如果说人体是一座极为复杂的化工厂,不断地进行着各种生化反应,那么酶就是化学

食物——人体补充矿物质的主要方法

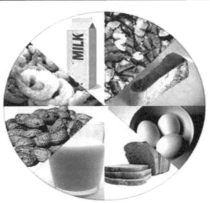

铁：
在菠菜、瘦肉、
蛋黄、动物肝脏
中含量较高

锌：
在鱼类、肉类、
动物肝脏、肾脏
中含量较高

铜：
在动物肝脏、肾脏、
鱼、虾、蛤蜊中
含量较高；果汁、
红糖中也有一定含量

硒：
在小麦、玉米、
大白菜、南瓜、大蒜
和海产品中含量较
丰富

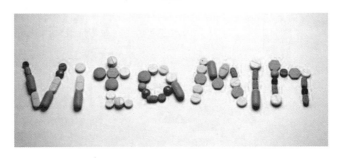

反应的催化剂。维生素是酶参与催化的辅助因子。因此，维生素是维持和调节机体正常代谢的重要物质。

维生素是个庞大的家族，现阶段所知的维生素就有几十种，大致可分为脂

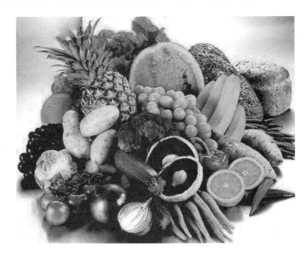

溶性和水溶性两大类。脂溶性维生素包括维生素 A、D、E、K，它们可在人体内储存，不需每日从食物中提供，但过量摄入会引起中毒；水溶性维生素包括 B 族维生素、维生素 C 等，这一类占大多数，它们不在人体内储存，需每日从食物中提供，由于可随汗尿液等的流失而排出体外，因此不易出现中毒现象。

维生素 C 含量排行表

排名	食物	分量/g	数量	维生素 C 量/mg
1	樱桃	50	12 粒	450
2	番石榴	80	1 个	216
3	红椒	80	1/3 个	136
4	黄椒	80	1/3 个	120
5	柿子	150	1 个	105
6	青花菜	6	1/4 个	96
7	草莓	100	6 粒	80
8	橘子	130	1 个	78
9	芥蓝菜花	60	1/3 株	72
10	猕猴桃	100	1 个	68

人体一共需要 13 种维生素，也就是通常所说的 13 种必要维生素。

维生素 A——明眸活肤源。缺乏或致夜盲症、角膜干燥症、皮肤干燥、脱屑等。维生素 A 宜饭后食用，这样才能够较完全地被人体吸收；且服用过程中禁饮酒，否则可能影响视循环和男性精子的生成功能。

维生素 B1——能量"加油站"。缺乏或致神经炎、脚气病、食欲不振、消化不良、生长迟缓等。由于蛤蜊和鱼类中含有一种能破坏维生素 B1 的硫胺类物质，因此服用维生素 B1 时应忌食鱼类和蛤蜊。

维生素 B2——健身"精英"。缺乏或致口腔溃疡、皮炎、口角炎、舌炎、唇裂症、角膜炎等。为提高吸收率，忌食高脂肪食物和高纤维类食物。

维生素 B3（烟酸，也称维生素 PP）——私人"美容院"。

维生素 B5（泛酸）——绿色"SPA"。几乎所有食物都含泛酸，缺乏的问题不需多虑。

维生素 B6——人体"建筑师"。服用维生素 B6 时应忌食含硼食物，如黄瓜、胡萝卜、茄子等。

维生素 H(生物素)——神秘"造型师"。维生素 H 是脱发一族的救星，在防止落发、预防现代人常见的少年白发方面有其独特功效，对忧郁、失眠也有一定改善。

维生素 B9(叶酸)——生命"解码器"。天然叶酸广泛存在于动植物类食品中，尤以酵母、肝脏及绿叶蔬菜中含量比较多。

维生素 B12——营养"大本营"。一般被称为造血维生素，具有肌肤再生的优越效果，多含于动物肝脏、肾脏、各种肉类、奶、乳制品中。

维生素 C——免疫"先锋"。多存于新鲜蔬菜、水果中。

维生素 D——阳光"储备室"。缺乏或致儿童的佝偻病，成人的骨质疏松症。多存于鱼肝油、蛋黄、乳制品、酵母中。

维生素 E——保鲜精灵。缺乏或致不育、流产、肌肉性萎缩等。多存于鸡蛋、肝脏、鱼类、植物油中。

维生素 K——血液"小护士"。多存于菠菜、苜蓿、白菜、肝中。

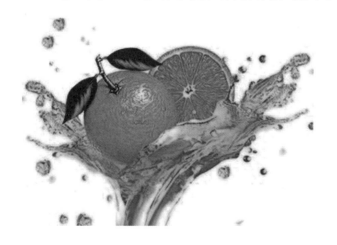

1.1.7 纤维素

纤维素是一种重要的膳食纤维，是自然界中分布最广、含量最多的一种多糖，占植物界碳含量的 50% 以上，是地球上最古老、最丰富的天然高分子，是取之不尽、用之不竭的人类最宝贵的天然可再生资源。

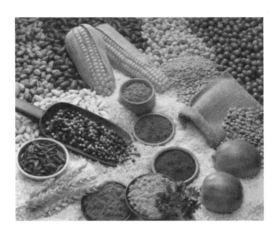

膳食纤维素含量丰富的食物

纤维素分水溶性和非水溶性两类。非水溶性纤维素不被人体消化吸收，只停留在肠道内，可刺激消化液的产生，促进肠道蠕动，吸收水分利于排便，使致癌物质在肠道内的停留时间缩短，从而可以预防肠癌的发生，对肠道菌群的建立也起有利的作用；水溶性纤维素可以进入血液循环，降低血浆胆固醇水平，改善血糖生成反应，影响营养素的吸收速度和部位。

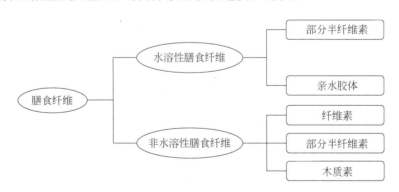

膳食纤维的分类

食物纤维素包括粗纤维、半粗纤维和木质素，是一种不被消化吸收的物质，过去很长一段时间都被认为是"废物"，后来人们才发现它在保障人类健康，延长生命方面的重要作用，并称它为"第七种营养素"。一般可从天然食物，如魔芋、燕麦、荞麦、苹果、仙人掌、胡萝卜等食物中摄取。

纤维素的主要功能包括治疗糖尿病,预防和治疗冠心病、肥胖症、便秘、高血压、癌症等,是真正的"营养小能手",价格便宜、适用性好,性价比高。

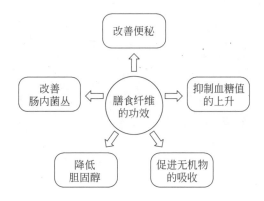

1.2 人体三大能量物质及关系

1.2.1 没有能量就没有生命

正如同汽车行驶需要燃料提供动力一样,人类一切生命活动也都需要能量提供动力。可以说,没有能量就没有生命! 太阳能通过光合作用进入植物体内,并通过"植物—动物—人"的食物链进入人体。当然,能量本身不是营养素,它是由食物中的蛋白质、脂肪和碳水化合物等在体内经过分解、代谢所释放出来的。

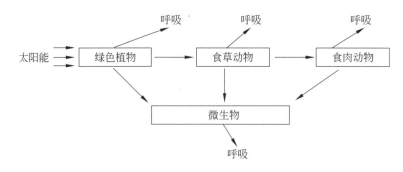

能量在食物链中的流动

一般来讲,供能的工作流程如下:人体进食→食物释放出能量→能量维持体温,进行正常的生理活动。细胞的生长、繁殖和自我更新,营养物质的运输、代谢,废物的排除等都需要能量。即使在睡眠时,人体呼吸、消化、内分泌、循环系统的生命活动也需要消耗能量。

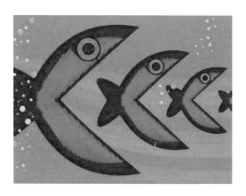

食物链:大鱼吃小鱼

🔵 1.2.2　三大能量物质的相互关系

蛋白质、脂肪和碳水化合物三大营养素除了各自有其独特的生理功能之外,还都是产生能量的营养素,在能量代谢中既互相配合又互相制约。例如,脂肪必须有碳水化合物的存在才能不致产生过量酮体而导致酸中毒。碳水化

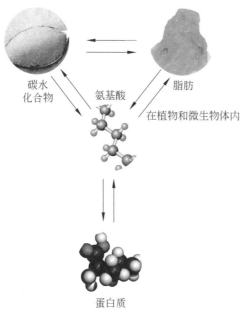

人体三大能量物质的关系

合物和脂肪在体内可以互相转化，互相代替，而蛋白质是不能由脂肪或碳水化合物代替的。但充裕的脂肪和碳水化合物供给可避免蛋白质被当作能量的来源。当能量摄入超过消耗，不论这些多余的能量是来自脂肪还是来自蛋白质或碳水化合物，都会转化成脂肪积存在体内，从而导致肥胖。

在三大产能营养素（蛋白质、脂肪和碳水化合物）中，脂肪的单位产能量最大，每克脂肪产热 9kcal；蛋白质和碳水化合物均为 4kcal/g。脂肪和碳水化合物则承担了能量提供的主要任务。这是因为蛋白质虽然也可用来供能，但由于其构成身体及组成生命活性物质（如各种酶、抗体等）的重要职责和它在体内有限的含量，应尽量使它受到保护，而不是被作为能量"燃烧"而消耗。

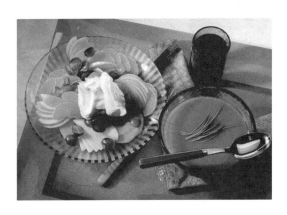

因此，三大产热营养素应有一个合适的比例。按中国人的膳食习惯和特点，蛋白质占总能量的比例应为 15%～20%，脂肪占总能量的比例应为 25%～30%，碳水化合物占总能量的比例应为 55%～60%。

1.2.3　从相互关系看减肥的"拦路虎"

在物理学上，我们常说：动用效率最快的东西会最先供能。意思是说：动力效率最快不一定含能量最多，但提供能量最快的东西最先供能，这叫动用效率。比如，汽车里面加了汽油、柴油、酒精三种都可以供应能量的物质，一定是酒精最先供能，然后是汽油，最后是柴油。其实柴油的热量是最高的，却是动用效率最低的。

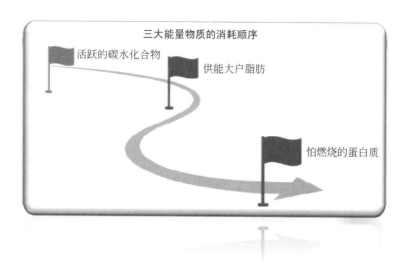

碳水化合物、脂肪、蛋白质这三种能量物质的消耗是一样的道理，它们的动用效率不一样，所以被人体消耗的顺序也不一样。简单来说，就相当于我们兜里的钞票、家里的储蓄和房产，如果去买菜，我们最先动用什么财产？一定不会把房子卖了去买白菜吧！最先动用的一定是兜里的钞票。所以身体的三种能量物质不管你做什么运动，首先消耗的肯定是碳水化合物的动力能量。那么什么时候用到储蓄（脂肪）呢？当口袋里的现金（碳水化合物）耗竭了，不得不去存折里取，这时脂肪就开始被消耗。那么什么时候会把你的房子（蛋白质）要卖了或者当了呢？一般只有当储蓄（脂肪）中的钱接近耗竭后，才会动用不动产（蛋白质）。

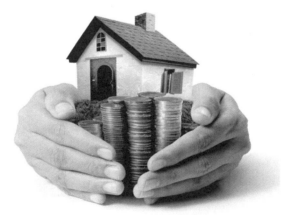

但是，根据"蛋白质不过少提供原则"，蛋白质提供过少会影响生长发育的速度，生化反应下降，抗病能力下降，导致营养不良，甚至可能造成生长停滞/迟缓、智力落后等后果。因此，不能让身体轻易分解蛋白质来供应能量，如果因为需要能量就把体内必需的蛋白质过多分解，将会发生不可逆的病理性感染，从而对身体造成不可挽回的损伤。

从以上三者关系的分析，我们可以明白：节食减肥一开始效果会比较明显，其实身体在这个阶段消耗的是碳水化合物而不是脂肪，一旦稍有放松，体重就会反弹。过度节食减肥到最后消耗的则是蛋白质，会出现暴瘦、厌食症等不健康状态。营养学家认为：如果刻意节食，机体就会处于低营养状态，长期处于低营养状态势必会使器官本身呈慢性饥饿状，使脏器机能失常。

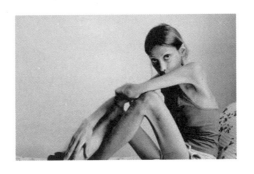

厌食症患者

过度节食对人体器官的影响如下。

肝：血清蛋白合成减少，循环中蛋白水平下降。

心：血液排出量和心肌收缩性能降低。

肺：呼吸肌软弱和萎缩，肺活量和潮气量均降低，黏膜纤毛的清理机能失常。

胃：消化功能下降，因为胃酸照样分泌，而此时又没有食物让胃消化，胃酸就会开始对自身进行刺激，从而引发慢性胃炎、胃溃疡等疾病。

肾：功能下降，造成周身乏力、精神不振、性欲减退，少数人还会出现双下肢不同程度的浮肿。

大脑：因节食，大脑也处于慢性营养不良的状态，其神经细胞会相对地缺血、缺氧，因此，记忆力就会减退，思维能力也会下降。

此外,节食还会引起营养性疾病,如蛋白—热量性营养不良,轻者体重减轻、皮肤干枯、头发稀少、全身浮肿,重者整个身体质量下降,这就是节食减肥的弊端。

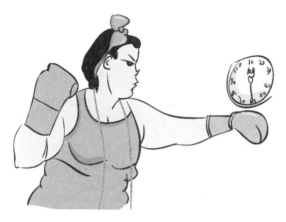

从三者关系分析还可发现,碳水化合物是减肥的"拦路虎"。想要快速把它消耗掉,就要以每分钟最大吸氧量的 75％ 的强度运动 45 分钟以上(相当于暴走 5 个小时所消耗的能量)。这就解释了为什么有些女性每天走两个小时,半年下来肚子上的肥肉一点也没减的原因,她只是把糖消耗了,没有使之转化成脂肪,但对原有脂肪根本无暇顾及。结果最大的变化是在小腿上:小腿肚变得更粗了。

适当地减少碳水化合物的摄入是有利的:体内的血糖值的上升被抑制;让体内积存的脂肪容易作为能源而被消耗。但过度的减少碳水化合物的摄入也很不好,会导致脑部的营养不足,注意力无法集中;储存在肝脏的糖分将被

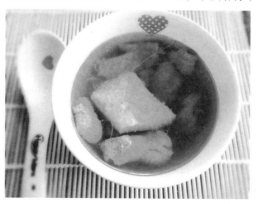

分解，使肝脏机能变得低下；体内的蛋白质被分解，使身体容易疲劳；破坏体内的 pH 酸碱平衡，使血液偏向酸性，人感觉昏昏欲睡。

过于激进地减少碳水化合物的摄取量，其消极作用极大。低碳水化合物减肥就是尽量将一天的摄取量控制在平常的 1/3～1/2 的程度。

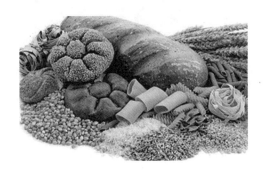

碳水化合物含量丰富的食物

低碳水化合物减肥的基本要点在于控制含糖分丰富的米饭、麦类面包中糖分的摄取，这就是大米饭不能随便吃，馒头、面食不能随便吃的原因，吃了这些食物之后，即使你一滴油不沾，照样不能减肥，为什么？因为这些都是提供碳水化合物的"高手"！尤其在晚上，更应控制糖分的摄取，因为晚上身体的活动量以及脑的活动量都较小，糖分的消耗会变得较难；此外，碳水化合物与维生素 B1、B2 同时摄取，糖分将会高效率地被转化为能量，含维生素 B1 最丰富的韭菜、大蒜、葱都是对此极有效的食材。

切记：低糖分减肥如果过激会起相反的作用。

1.2.4 脂肪的合成与分解

1. 合成也是能量代谢的一部分

脂肪由甘油和脂肪酸合成，体内脂肪酸来源一是机体自身脂肪代谢合成，二是食物供给。

下图为一个正常人血糖的变化图：早、中、晚饭后半个小时内，血糖会有一个飙升，因为食物中的糖分被吸收到了血液里，所以血液里的糖含量就上升了。正常人的血糖一般半个小时到一个小时就能降下来，即血液里的糖分不见了,其实并不是被消耗了,而是变成了脂肪。

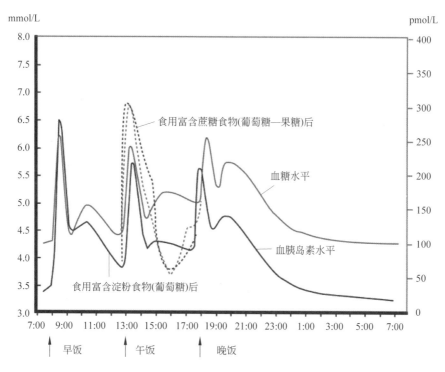

食用富含蔗糖食物(葡萄糖—果糖)后

血糖水平

血胰岛素水平

食用富含淀粉食物(葡萄糖)后

早饭   午饭   晚饭

胰腺功能正常者一天中血糖与胰岛素的变化关系

因为胰岛素的作用可以把葡萄糖变成脂肪,所以胰岛素又被称为"脂肪转换水"。胰岛素由人体胰脏中的胰岛分泌,胰岛素就像一把金钥匙,只有它才能使血液中的葡萄糖顺利进入各器官组织的细胞中,为它们提供能量。正常时,进餐后人体胰岛分泌胰岛素增多,而在空腹时分泌胰岛素会明显减少,因此正常人血糖浓度虽然随进餐有所波动,但在胰岛素的调节下,能使这种波动保持在一定的范围内。而如果缺少

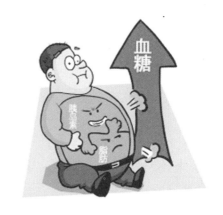

胰岛素这把金钥匙或者金钥匙坏了不能正常工作,就会使血液中的葡萄糖无法敲开组织细胞的大门,无法进入细胞提供能量,导致血糖升高而引发糖

尿病。

糖尿病的症状为"三多两少"：多饮多食多尿，这叫三多；两少是体重少，力气少，即疲倦乏力。所以一旦得了糖尿病，病人反而会更瘦。

糖尿病的治疗无论是用提高细胞对胰岛敏感性的药物，还是直接补充胰岛素，只需人体内胰岛素足够，就有能力把糖变成肥肉。所以一旦开始治疗，糖尿病人就开始胖起来了。

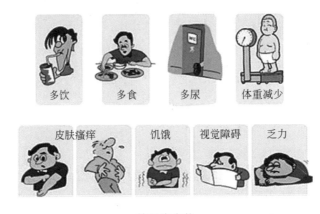

糖尿病症状

以上种种告诉我们一个道理：肥胖不仅是吃油吃出来的，碳水化合物也可以导致肥胖。1g 碳水化合物含 4kcal 热量，1g 脂肪含 9kcal 热量，虽然脂肪的热量比碳水化合物多了一倍多，但是一般摄入量上碳水化合物会比油多一倍，所以不吃油的人照样会很胖，因为肚子里没油，排空就特别快，所以总觉得饿，便吃了更多。

明白了脂肪从哪里来的，会更有利于减肥。一句话，减肥就是把肥肉代谢掉。

2. 脂肪分解代谢的条件与结果

在身体内有一个机制通过多种化学反应把脂肪转化成细胞能够吃的能量，叫作 ATP（三磷酸腺苷）。下面就告诉大家怎么转化，脂肪在体内先通过化学反应变成甘油，甘油通过化学反应变成磷酸二羟丙酮，磷酸二羟丙酮再变成丙酮酸，变成丙酮酸时，如果没有氧气就变成乳酸。如果有氧气存在，就会变成乙酰辅酶。

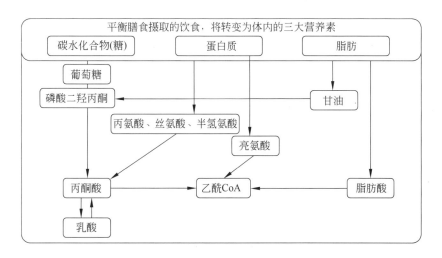

脂肪代谢成乙酰辅酶,乙酰辅酶就进入了三羧酸循环(又叫柠檬酸循环)。乙酰辅酶变成柠檬酸,柠檬酸变成 α 酮戊二酸,α 酮戊二酸变成 ADP,ADP 再变成 ATP,ATP 是细胞能够吃的能量,叫三磷酸腺苷。不管是什么能量,不管糖、脂肪还是蛋白质消耗,只有变成它,细胞才能用。有时候能量可能

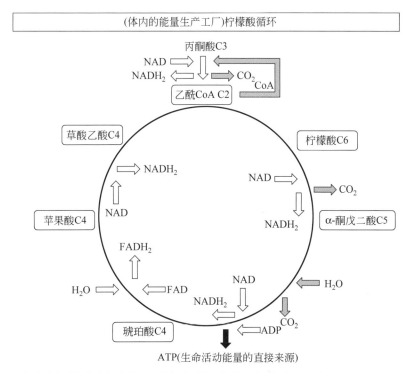

(略去中间若干反应步骤,只反应出脱氢、释放二氧化碳和生成 ATP 的反应)

没有全部变成 ATP，还剩一部分继续进行化学反应，转一圈回来，把剩下的能量变成 ADP，再变成 ATP，直到全部能量释放出来，这就叫三羧酸循环。

通过三羧酸循环，再进行一系列的化学反应，脂肪最后变成二氧化碳＋水＋ATP，肥肉就不见了，二氧化碳通过肺排出，水通过肾脏排出，ATP 供给细胞利用。这就是脂肪的有氧氧化。

$$脂肪+O_2 \xrightarrow[辅酶]{脂肪分解酶} CO_2+H_2O+ATP$$

脂肪的有氧氧化

3. 脂肪分解需要 38 种酶和辅酶

脂肪的代谢从大的方面来讲是 38 个化学反应，在生物体内进行的化学反应叫作生物化学反应，只要在生物体内进行的化学反应，都属于有机化学的范畴。有机化学与无机化学有什么区别呢？

无机化学是在没有其他条件的情况下，两种物质相遇就可以发生化学反应，而有机化学需要有条件才能进行，就是必须要有催化剂。在生物体内的催化剂叫作酶，也就是刚才说的 38 个化学反应，每个化学反应都需要有相应的酶，身体内部的化学反应才能进行，而且在人体内进行化学反应不仅要有酶，还要有辅酶，只有辅酶才能使酶产生活性，所以必须有酶和辅酶。

身体内每个化学反应所需要的催化剂是不一样的，身体内有数十万种酶。所有的酶都是用来分解脂肪的吗？合成脂肪是不是也需要酶？并不是。所以，身体中有的酶可能让人们更肥胖，有的酶则可以帮助人们减肥。

胖从口入的真相

2.1 吃与肥胖的关系

2.1.1 多吃就会胖吗

我们身边总有这么一群人，似乎喝水都会长胖，而有些人刚刚相反，她们苗条的身材似乎是天生的，吃的一点儿不比别人少，但就是不会胖！所以"友谊的小船说翻就翻"。

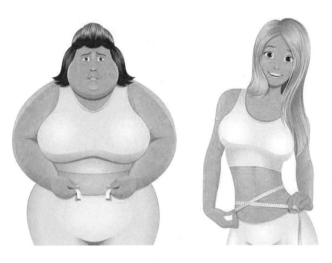

（1）先天体质不同

不得不承认，人的体质受父母遗传因素影响确实比较大。瘦的人受父母的遗传或从小得到合理的饮食营养，身体能量代谢水平较高，人体消耗的能量也较多。很多实际情况说明：从小运动比较多的人，体内肌肉含量高，基础代谢高，消耗能量也较多。基础代谢率高的人，即使躺在床上不动，身体也会帮他们消耗比较多的热量。运动可以帮助提高基础代谢率，调理体质。

（2）肠胃消化能力不同

有些人吃得再多也不会发胖，最大的生理原因可能是胃肠系统较弱，消化吸收系统无法正常运动，吃进的食物还没消化就被排泄，自然胖不起来。如果属于这种类型，千万不要暗自窃喜，这样的人体质比较弱，免疫力较低，实际上也是处于一种亚健康范畴。建议先调理脾胃，吃些容易消化吸收的食物。

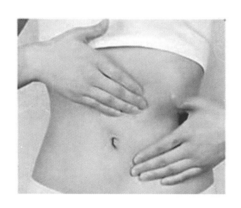

正确按揉肚子可以促进小肠吸收

（3）饮食结构不同

有人吃很多蔬菜、水果，但热量并不一定很高，因为这些食物热量含量相对较低；有人吃得很少，可是你问她吃什么了，答案往往是蛋糕、比萨、冰激凌……热量自然低不了。饮食结构不同，提供给身体的营养和热量就不同。举例来说，同样重量的蛋糕和馒头，蛋糕的热量是馒头的 1.5 倍。另外，烹饪方法也影响减肥进程。我们一般会建议减肥者用水煮、清蒸的方法来处理食物，同等重量的蔬菜，用水煮就比油炒健康得多，用油炒后，这盘菜的热量会骤增 10 倍左右。

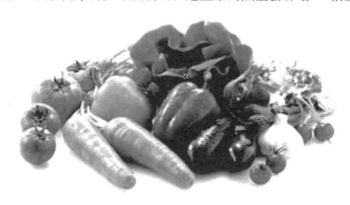

（4）生活习惯不同

当你抱怨自己为什么"喝口水都长胖"时，你的朋友没准正在健身房挥汗如雨；当你在等电梯时，你的朋友或许正在爬楼梯。仔细观察身边体型苗条的朋友，他们是不是每天比你多动那么一点儿？现代上班族每天坐在计算机前，活动量很少，所以应尽可能地利用空闲时间，让自己动起来。这样不仅可以预防肥胖，更可以提高活力，保持年轻状态。每天保持适量运动，是保持好身材的不二法则。

每日能量摄入推荐表

人群	身体活动水平（轻）		身体活动水平（中）		身体活动水平（重）	
	男	女	男	女	男	女
6～7 岁	1400	1250	1600	1450	1800	1650
7～8 岁	1500	1350	1700	1550	1900	1750
8～9 岁	1650	1450	1850	1700	2100	1900
9～10 岁	1750	1550	2000	1800	2250	2000
10～11 岁	1800	1650	2050	1900	2300	2150
11～14 岁	2050	1800	2350	2050	2600	2300
14～18 岁	2500	2000	2850	2300	3200	2550
18～50 岁	2250	1800	2600	2100	3000	2400
50～65 岁	2100	1750	2450	2050	2800	2350
65～80 岁	2050	1700	2350	1950		
80 岁以上	1900	1500	2200	1750		

注：《中国居民膳食营养素参考摄入量》一书中推荐的基础代谢率计算公式如下。
男性：18～44 岁为$(15.3m+679)95\%$；45～59 岁为$(11.6m+879)95\%$
女性：18～44 岁为$(14.7m+496)95\%$；45～59 岁为$(8.7m+829)95\%$
1kcal=4.184kJ　m：体重，kg

这就是很多人觉得奇怪，为什么有些人怎么吃都不胖，有些人少吃都会胖的原因。在这里，想提醒那些自认为吃什么都长不胖的朋友，随着年龄的增长，人体新陈代谢会逐渐减弱，如果你长期吃进高热量的食物，又疏于锻炼，脂肪肯定会增加。

常见食物热量指数表见附录1。

2.1.2 蛋白质减肥法的"陷阱"

1978—1988 年,有一种减肥方法曾经在美国极为流行,它的英文叫"Atkins",翻译成中文叫"阿特金斯减肥法",简单来说叫吃肉减肥法。就是不吃米饭,不吃肥肉,只吃瘦肉。

Atkins 是一个胸外科医生,他的书连续三年在美国图书排行榜位列第一,后来他开了一家公司,生产了很多不同品种的瘦肉,在各大超市甚至电视节目都很火爆,很多胖的人就开始吃肉并且体重也一直往下降,所以"Atkins 减肥法"一度风靡美国十年。阿特金斯饮食法限制碳水化合物的摄入,目的是转变身体的新陈代谢方式,由以葡萄糖为燃料的燃糖代谢转变为以体内储存的脂肪为燃料的燃脂代谢。当胰岛素浓度低时,这个程序(被称为甲酮代谢,区别于酮症)就会启动;当血糖浓度低时(主要是在吃饭前)正常人体内的胰岛素也最低。在饭后,碳水化合物(如葡萄糖或淀粉,形成葡萄糖链)产生大部分血糖,并可以计算出。由于纤维不易消化,它几乎不产生能量,也不会明显影响葡萄糖和胰岛素浓度。甲酮代谢包括脂类分解——脂肪细胞内储存的某些脂质在其中转化为血液的一部分。

阿特金斯在《阿特金斯博士新饮食革命》一书中提出了一个具有争议性的论点:总的来说,与普通食品相比,低碳水化合物食品在新陈代谢方面具有优势,可让身体燃烧更多的热量。他引用一项研究结果,估计这个优势是一天消耗 950 千卡(4.0MJ)。另一位研究学者阿斯楚普(Astrup)教授说,"简单的饮食能够抑制食欲,减少食物的摄入"。阿特金斯饮食法限制"精炼碳水化合物"(影响血糖的易消化碳水化合物)。纯碳水化合物含量可以用食物中的总碳水化合物减去纤维和糖醇(它们对血糖浓度的影响较小)的公式计算出来。每克糖醇中约含两卡路里,而美国糖尿病协会(American Diabetes Association)建议糖尿病患者把每克糖醇视为半克碳水化合物。果糖(如在许多工业甜味剂中所见)每克含四卡路里,不过,它具有非常低的升糖指数,不会导致胰岛素产生,这也许是因为细胞具有低浓度易化性单糖转运体 5(GLUT5)。

在所有类别中,首选食物是含糖指数低的、天然未经加工的食物,虽然对低糖碳水化合物的限制（黑米、蔬菜等）与对高糖碳水化合物（糖、白面包等）的限制一样。阿特金斯营养品公司旨在推广能让阿特金斯饮食法起作用的食物。该公司介绍说，在进食饱和脂肪时，摄入的热量不超过 20%。

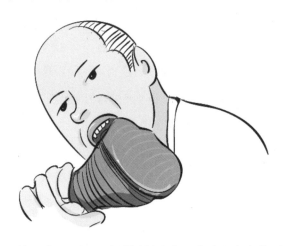

但是到了 20 世纪末，Atkins 很快就因为心肌梗死过世了，死后被秘密下葬，他的公司继续运转，继续销售瘦肉。1990 年，参加过他葬礼的纽约市市长在他的回忆录中写下了一篇"Atkins 是个大骗子"的文章，描写他参加 Atkins 的葬礼时，看到的是一具肥硕木讷的身躯。Atkins 的心血管是被以脂肪为主的动脉粥样斑块堵死的，显然他自己并没有使用这种减肥方法。市长的书出版后经媒体转载，全美国超市的瘦肉就卖不动了，Atkins 的书也从排行榜前几位掉下来了，从此以后，这个减肥方法在美国就无人问津了。

身体摄入了过多的饱和脂肪以及动物蛋白质，会对身体健康不利，给心脏带来沉重负担，还会引起肾脏疾病。另外，还有研究表明，吃肉减肥法还会带来另一个副作用，就是使人情绪低落。如果孕妇坚持这种饮食习惯，那么会对胎儿造成不利影响，使孩子以后容易患上高血压。

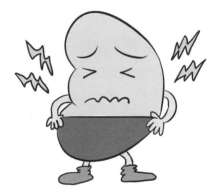

蛋白质是营养还是垃圾？身体缺乏的时候摄入蛋白质，它就是营养，身体不缺的时候摄入，就是垃圾。比如，我们正

常的人体每天每公斤体重细胞需要 1g 蛋白质,50kg 需要 50g,50g 等于一两。鸡鸭鱼肉、鸡蛋、牛奶、豆浆里面都含有蛋白质,人人都可以从食物里面摄取到一两蛋白质,而且再粗的蛋白质都很容易被分解成氨基酸,当多余的蛋白质转到蛋白质的垃圾处理器——肾脏,就会被排出去。

肾脏把蛋白排出后,肾小球会把它重新吸收回到肾脏,肾脏又将它排出去,肾小球又将它吸收回来,如此反复肾脏需要不停地干活,最后干不动也不会直接罢工,而是先报警,报警的表现形式就是慢性肾盂肾炎,尿蛋白三个"＋"号。如果你继续给它很多不需要的蛋白质,还让它拼命干活,就会出现肾衰,肾衰的表现就是肌酐升高,在血液里面才能测出来,最后就是尿毒症。

也就是说,一天不要超过体重需要的蛋白质摄入,吃多了没用,如果一天吃五个鸡蛋,不去做健美训练,多吃的那四个反而会增加肾脏负荷。

2.1.3 你都吃了些什么

实际上瘦肉里面主要成分就是蛋白质,植物蛋白较为廉价,于是人们就把植物蛋白粉运到了像中国、巴西、南非这些发展中国家,在这些发展中国家,用蛋白粉减肥特别容易迷惑人,过去发展中国家经济没那么发达,蛋白质对于大家来讲是优质食品、高营养食物,狡猾的商家利用人们的这个心理误区,欺骗消费者。

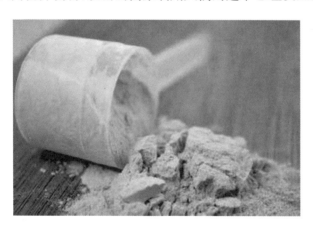

蛋白粉

随着生活水平的提高,人们的消费水平也越来越高,食品种类越来越丰富,但是吃得好了、食品丰富了,并不代表我们的营养摄入就合理了。吃精米、细面、鸡、鱼、肉、蛋、糕点、饮料多了,吃五谷杂粮和蔬菜、水果少了;喝含糖的饮料及纯净水多了,喝茶与白开水少了。物质的丰富,膳食结构的不合理,导致高脂血症、肥胖症、高血压等慢性病发病率直线上升。

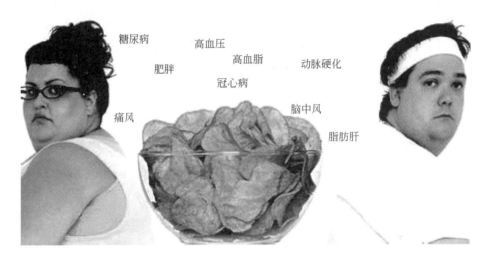

据统计,这些病所造成的死亡人数已占当前死亡总数的 70%,而且居高不下。近年来,有一个时髦的词汇——"富贵病",包括肥胖、糖尿病、高血压、高脂血症、痛风(高尿酸血症)、脂肪肝等一系列慢性疾病。

2015 年 1 月 19 日,世界卫生组织发布的《2014 年全球非传染性疾病现状报告》显示:超过 300 万中国人在 70 岁之前死于心脏病、肺病、脑卒中、癌症和糖尿病等非传染性疾病。世界卫生组织将此类死亡定义为"过早"死亡。报告指出,过量饮酒、抽烟、饮食不健康、缺乏锻炼已成为"过早死"的元凶。2014 年,世界卫生组织总干事陈冯富珍就曾介绍,中国正面临巨大的慢性病(慢性非传染性疾病)风险。在中国,超过 80% 的死亡者死于慢性病,远高于全球平均水平。

"中国数字"真有这么可怕吗? 就慢性病致死的比例而言,高收入国家比例最高——所有死亡中有 87% 由非传染性疾病引起,随后是中高收入国家(81%),低收入国家(37%)和中低收入国家(57%)所占比例较低。"中国数字"处于中高收入国家之列,正慢慢向高收入国家的数字靠拢。

虽然一直有慢性病是"富贵病"的说法,但慢性病的危害必须引起重视,在 2012 年,慢性病致死数占全球死亡总数的 68％,较 2000 年的 60％略有升高。从慢性病致死的比例看,慢性病似乎是"富贵病",但从"过早死"的影响看,非传染性疾病对中低收入国家的影响尤其严重,几乎 3/4 的死亡人数(2800 万人)以及 1600 万例过早死亡的 82％发生在低收入和中等收入国家。

陈冯富珍还指出,全球在防控非传染性疾病方面取得的进展还不够显著,而且不均衡,她说,经济增长、现代化和城镇化为不健康生活方式的全球化打开了大门。肥胖现象 30 年来越来越糟糕。在发展中国家,最不健康的食品往往最便宜也最方便,而且减少烟酒有害使用的措施也远远不够。卫生部 2012 年表示,我国确诊的慢性病患者已经超过 2.6 亿人,慢性呼吸系统等一些疾病的农村发病率高于城市。

这 2.6 亿人中有多少糖尿病病人? 2013 年中国卫生部门给出的数字是 1.14 亿,5 年前的数字是 9200 万。4 年间,中国多了 2200 万糖尿病病人,平均每年增长 550 万例,每天增长 1.5 万例,每小时增长 600 例,每分钟增长 10 例。

而根据世界卫生组织 2012 年《世界癌症报告》,中国新诊断癌症病例为 307 万人,占全球总数的 21.8％,年死亡人数 220 万,占全球癌症年死亡人数的 26.9％。

根据 2012 年的数据,中国心脑血管疾病(含慢性、急性)患者已超过 2.3 亿人,心脑血管病死亡率已占我国总死亡率的 41％,每年的死亡人数近 300 万,其中每年 200 万人的死亡与高血压有关。

导致这些高发病的重要原因,是很多人"吃无禁忌",膳食结构不合理,吃下了隐患。

美国华盛顿大学卫生统计评估研究所分析了 1980—2013 年涵盖 188 个国家和地区的 1700 份调查报告,结果发现,当前,全球约 70 亿人中有 21 亿人超重或肥胖。中国的肥胖人数也已达到 6200 万,占全球肥胖人口总数的 9％,居于全球第二。

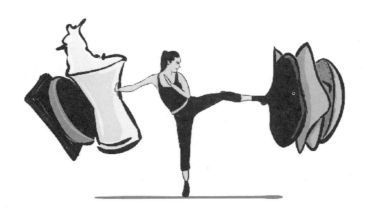

　　有些人口味偏重，吃菜爱吃咸的，却不知盐的摄入量过多，会导致血压升高。进食过度和运动少，吃油脂类食物太多，造成热量过剩是患肥胖症的主要原因。这就要求人们摄取的总热量少一点，主食、副食，特别是高热量的食物都要少吃。

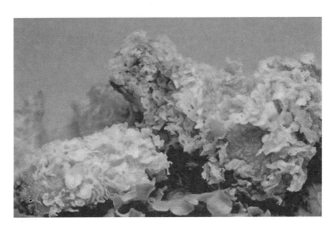

　　高血脂患者饮食要清淡，不提倡多吃肉，但也不宜长期吃素，否则营养不全面，反而不利于身体健康。痛风病和体内脂肪代谢紊乱有关，高蛋白饮食可导致脂肪合成增加，若在饮酒的同时进食高蛋白、高脂肪食品，易引起急性痛风病发作。此外，摄入大量油脂后人体的肝、胆、胰等消化器官负荷加大，体内胆固醇水平过高，成为诱发心脑血管疾病的重要危险因素。长期喝酒的人士，其脂肪肝、酒精肝、胆囊炎、胰腺炎等发病率是普通人群的数倍，而脂肪肝、酒精肝患者如不加以控制，将会导致肝硬化、肝癌。所以，富裕的生活导致了"富贵病"的增加。

人们在生活中不仅要警惕那些"富贵病",更要注意癌症的发生。食物、饮食、生活习惯与人体许多癌症的发生及发展有着密切的关系。有关资料表明,约 1/3 的癌症与饮食有关,因此,主动控制摄食成分和改变饮食习惯,在抗癌战斗中起着至关重要的作用。

"民以食为天。"但是吃也要会吃、科学地吃,否则会惹病上身。看看那些常见病,哪些跟饮食没有关系?高血压、高血脂、糖尿病是因为吃得咸、吃得甜,癌症是因为吃得不合理。很多疾病都是吃出来的,这就向人们敲响了警钟,不合理的饮食终将成为损害身体的罪魁祸首。

2.2　吃与能量守恒

2.2.1　什么是能量守恒

1853 年迈尔、焦耳、亥姆霍兹提出了能量守恒定律。能量既不会凭空产生,也不会凭空消失,它只能从一种形式转化为其他形式,或者从一个物体转移到另一个物体,在转化或转移的过程中,能量的总量不变。人体对能量的需要与其消耗的能量相等,这就是能量守恒定律。

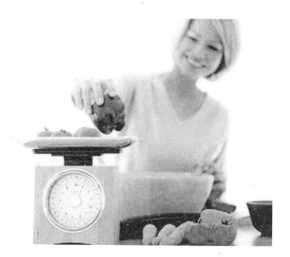

能量不生不变,它一直在转化,能量一定是从吃进去的再转化成体能的。人活着靠什么?能量!

人类摄取食物中的能量用于维持所有生命活动和从事劳动及社会活动，人体以能量做功的同时也有热量的释放以维持体温。如果人体摄入的能量不足，机体会动用自身的能量储备甚至消耗自身组织以满足生命活动能量的需要，人若长期处于饥饿状态，则会出现生长发育迟缓、消瘦、活力消失，甚至生命活动停止而死亡。相反，若能量摄入过多，除少量以肝、肌糖原的形式储藏外，几乎完全转化为脂肪。

2.2.2 能量守恒与肥胖的关系

当能量摄入量大于消耗量时，显然每日囤积的脂肪为正值，除了以肝、肌糖原的形式储藏外，几乎完全转化为脂肪，储藏于全身脂库中。

能量消耗除了运功、劳动、锻炼、工作这些看得见的形式外，还有基础代谢、食物热效应和特定人群生长发育。基础代谢是指每个人用以维持心跳、循环、呼吸和体温等生命活动所消耗的能量。那些光吃不胖的人通常是基础代谢比较高的人，能量消耗比较大。一个人基础代谢的高低一般是天生的（有时候也有可能因患病而改变），也就是说，有些人天生就是"费油"型的，是奔驰车，而有些人天生就是省油型的，是夏利车。跑同样的路，前者消耗比后者大，所以不容易能量过剩（发胖）。

基于牛顿能量守恒定律，基础代谢高、能量消耗大、费油、光吃不胖都是相对的，只要吃得足够多，人人都是会胖起来的。

例如，有一些姑娘误以为喝汽水会长胖，其实未必！发胖与自身饮食和运动习惯有关。只要遵循身体能量守恒，即便爱喝汽水，也依旧会是"辣妹"一个！

时装周上什么饮品最受欢迎？各位超模们的最爱居然是汽水！她们不怕长胖吗？其实，一瓶普通330ml听装汽水，所含的卡路里约为142kcal。平时坐电梯的朋友走几个楼层，抑或把车停得稍远些，步行到达目的地，就可以轻松"享瘦"。超模们每天有两个以上的品牌秀要走，站立行走的时间通常会长达10小时之久，所以在充足的运动量下喝适量的汽水不会胖。

肥胖与否的关键在于我们摄入能量总量和通过运动消耗的能量总量是否平衡所决定的，而不是汽水或任何某种单一食物导致了我们的超重。

【读懂塑身要领】

保持良好身材是大部分女人奋斗一生的事业,除了要密切关注食物中所含的能量,还要遵循身体的能量守恒,当摄入的能量与消耗的能量相同时,就不用担心长胖。如果摄入的能量小于消耗的,那就好好"享瘦"吧! 当然如果摄入能量大于消耗的能量,就要小心脂肪在暗中堆积了。

60分钟
各项运动所耗热量表

逛街	110 大卡	游泳	1036 大卡
骑脚踏车	184 大卡	泡澡	168 大卡
开车	82 大卡	烫衣服	120 大卡
打网球	352 大卡	洗碗	136 大卡
看电影	66 大卡	爬楼梯	480 大卡
遛狗	130 大卡	洗衣服	114 大卡
郊游	240 大卡	打扫	228 大卡
跳有氧运动	252 大卡	跳绳	448 大卡
打拳	450 大卡	午睡	48 大卡
念书	88 大卡	跳舞	300 大卡
工作	76 大卡	慢走	255 大卡
打高尔夫球	186 大卡	快走	555 大卡
看电视	72 大卡	慢跑	655 大卡
打桌球	300 大卡	快跑	700 大卡
骑马	276 大卡	体能训练	300 大卡
滑雪	354 大卡	健身减肥操	300 大卡
插花	114 大卡	练武术	790 大卡

那么为什么有的人光吃不会胖呢? 原因就要从能量消耗上找,因为体重(脂肪)实际上反映了能量摄入(食物)和能量消耗(活动和基础代谢)之间的平衡。假如吃的食物虽然多,但同时能量消耗也较大,人是不会长脂肪的。

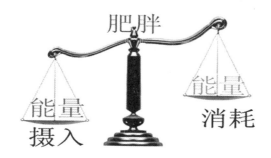

肥胖
能量摄入
能量消耗

现在我们要减肥，就需每日囤积的脂肪为负值，减少每日摄入的热量，同时增大每日消耗的热量。即

每日摄入热量＜每日消耗热量

2.2.3 摄入与消耗——能量平衡之道

人每天能量的摄入与每天能量的消耗一致才是一种能量的平衡，才能保持良好的健康状况。既然能量要守恒，我们所摄入的产能营养素就要等于消耗的能量。

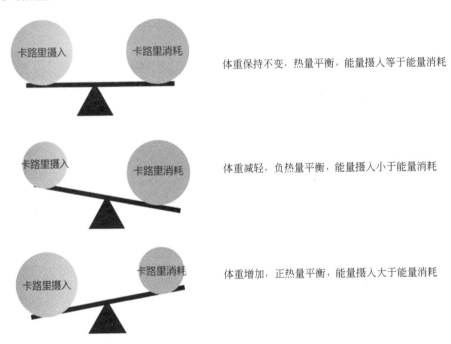

能量管理与体重的关系

在第 1 章大家已经基本了解了人体能量产生的三大途径，人体有三大产能营养素：碳水化合物、脂肪和蛋白质，它们每克分别产生 4kcal、9kcal、4kcal 的热量。

人体消耗的能量用于以下几个方面：基础代谢、体力活动、食物热效应、生长发育及影响能量消耗的其他因素。

基础代谢是指人体维持生命的所有器官所需要的最低能量，即身体完全

安静松弛,无体力、脑力负担,无胃肠消化活动,清醒静卧于室温 20~25℃、舒适条件下的代谢状态。影响基础代谢的因素有很多,体型、性别、年龄、生理状态、季节与劳动强度都对基础代谢的高低有影响。一般来说,男性比女性高,儿童和青少年比成年人高,寒冷气候下比暑热气候下高。

体力活动是人体能量消耗的主要因素。因为生理情况相近的人,基础代谢消耗的能量是相近的,而体力活动情况却相差很大。机体任何轻微的活动都可提高代谢率,人在运动或劳动时耗氧量显著增加。这是因为运动或劳动等体力活动时肌肉需要消耗能量,而能量则来自营养物质的氧化,这就必然导致机体耗氧量增加。机体耗氧量的增加与肌肉活动的强度成正比。耗氧量最多可达到安静时的 10~20 倍。通常各种体力活动所消耗的能量占人体总能量消耗的 15%~30%。

食物热效应是指由于进食而引起能量消耗增加的现象,这是因为食物在消化、转运、代谢及储存的过程需要消耗能量。各种营养素的热效应强弱不同,蛋白质最强,其次是碳水化合物,脂肪最弱。一般混合膳食的热效应所消耗的能量约为每日消耗能量总数的 10%。

生长发育及影响能量消耗的其他因素如下。儿童和青少年的生长发育需要能量来建立新的组织,每增加 1g 新组织约需要消耗 20kJ 能量。同样,孕妇体内胎儿的生长发育和自身器官及生殖系统的生长也需要消耗相应的能量。能量摄入必须和生长速度相适应,否则生长便会减慢甚至停止。

如保持收支平衡,即每日囤积的脂肪=0,则需满足以下等式:

$$每日摄入热量=每日消耗热量$$

2.3 吃哪些东西会导致肥胖

2.3.1 食物之罪——高糖、高油就是高热量

长期摄入高油、高糖、低纤维的食物,如汽水、可乐、罐装饮料、汉堡、薯条等,这种饮食习惯为以后慢性病的发生埋下了隐患。例如,常吃油炸食品不仅

不利于腰围控制，更会让胆固醇水平升高，而且有损肝脏。过量食用油炸食品一个月，对肝脏的损伤即类似肝炎。除了西式快餐以外，中式快餐（盒饭）也有较高的热量，多吃对身体无益。

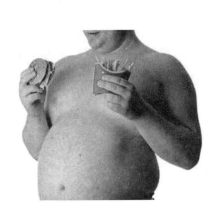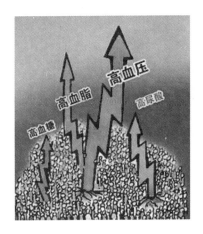

2.3.2　激素会导致内分泌紊乱

由内分泌腺或内分泌细胞分泌的高效生物活性物质，在体内作为信使传递信息，对机体生理过程起调节作用的，称为激素。它对机体的代谢、生长、发育和繁殖等起重要的调节作用。

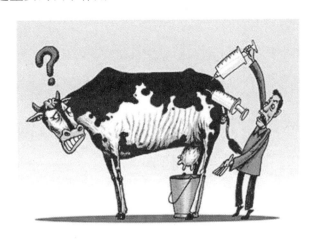

激素食品，也就是在养殖、生产、加工等过程中加入了激素的食品。现在市场上很多食品都含有激素，比如那些特别肥大的鸭子就是用激素喂养催大

的。动物内脏含有较多的胆固醇,而胆固醇是合成性激素的重要成分。此外,激素食品中还含有肾上腺素和性激素,能促进精原细胞的分裂和成熟。形状异常、外观色泽美丽、味道平淡的果蔬,也就是所谓的反季节水果蔬菜,圈养的速成禽畜类、甲鱼、某些乳制品和碳酸饮料,一些药用补品都可能是激素食品。过量地食用激素食品会导致激素在体内堆积,而体内激素和内分泌紊乱是导致肥胖的一个重要因素。

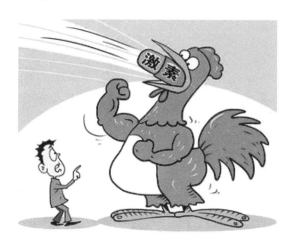

为什么你拼命减肥还是失败，
而她却怎么吃都胖不起来

3.1 肥胖基因与表达

3.1.1 肥胖基因与遗传

肥胖是指我们体内的脂肪聚集过多。我们都有这样的经验：有的人喝凉水都长肉，有的人怎么吃都不胖。有的人稍微不注意就一下子增加了很多斤，有些人吃再多、睡再多只是偶然才长了几斤，是不是让人觉得很不公平？

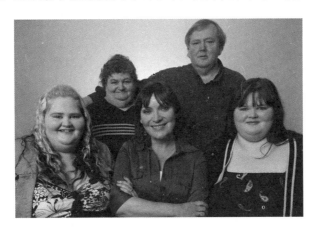

拥有肥胖基因的家庭往往家庭成员都很肥胖

人们往往以为，肥胖者好吃怠动，也就是说嘴馋能吃，活动少运动少。是不是真的这样呢？我们身边总有这样的女性胖子，170 多斤，从小吃素，睡眠很少，夜里 1 点睡，早晨 6 点醒。也不乏这样的男性胖子，每天因为工作走30 里路，也运动，但还是胖。当然也存在这样的女医生，一辈子都在减肥，几乎不吃饭，吃各种营养素和药酒等。还有很多减肥的顾客，辛辛苦苦减肥，好不容易减掉 10 斤，20 斤，甚至更多；一旦停止减肥，离开减肥师的监控，立即产生强烈的吃的欲望,吃那些减肥期间不允许吃的甜食、肉、油炸等食品,造成前功尽弃,不断减肥,不停反弹。同样的运动强度,但是有人消瘦却有人肥胖,这究竟是什么原因? 相同的身高、同样的进食量,为什么有人发胖有人不胖呢?

可以说,一个人的肥胖固然与饮食、运动、生活习惯有极其密切的关系,但肥胖体质却与家族遗传有关,有的人天生就是易胖体质,有的人天生就是易瘦体质。肥胖的遗传基因是什么呢? 肥胖基因所编码的蛋白质是食欲与能量平衡调节途径的一部分,而这种途径的失衡直接或者间接导致体内脂肪的积累和体重增加。

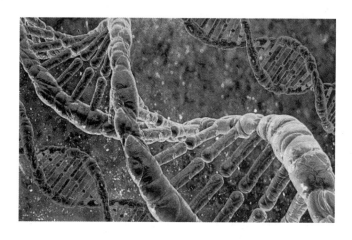

科学家经过大量研究在老鼠身上找到了"肥胖基因",它可以在脂肪细胞里合成瘦素,用来调节食欲。如果破坏了这一基因,老鼠就会变得肥头大耳。在人类的肥胖者中,发现绝大多数肥胖者瘦素的水平都有降低,一些重度肥胖者瘦素的结构还有所改变,所以推测瘦素受体对瘦素不起反应,就像胰岛素抵抗一样,存在着瘦素抵抗,从而造成肥胖。肥胖的遗传机制很复杂,往往是多个基因相互作用的结果,心理、社会、神经、内分泌等各方面都会对脂肪层内部结构产生影响。同样的进食量在不同人体所产生的代谢效应各有不同,这涉及食物的消化、吸收和能量转换,同样的运动量在不同的人体中所消耗的能量也不同,不同人对营养物质的利用率也不同。20 世纪 90 年代以前,减肥领域的专家都认为这种现象与人体自身携带的基因类物质有关,并苦苦找寻着这种有决定性意义的基因细胞，一直到20世纪末学术界基本才达成一致：人体的肥胖成因最终与各自内部的脂肪链结构有关，不同的脂肪链结构有不同的脂肪层厚度、密度、排列、分布等，会对外界有不同的反馈合成效应，这就是为什么有些人无论如何摄入食物也不会增肥，而有些人仅仅是喝水就会肥胖的原因，可以说遗传决定了是否肥胖70%的概率，遗传因素对于肥胖的形成有重要的作用。80%的肥胖儿童是由遗传引起的，父母一方肥胖的，子女的肥胖率为40%。双方肥胖的，子女的肥胖率为60%～80%。正常男性脂肪重量占体重的15%～18%，女性占20%～25%。

虽然胖与不胖的体质是先天的，存在着易胖体质和易瘦体质的区别，但是我们不要轻易放弃，因为这些都可以通过后天来改变，而研究人员正在这些领域不断地进行着实验与探索。科学家已经找到了肥胖基因，这个基因与脂肪代谢密切相关，它是决定是否会肥胖的重要因素，先天的肥胖基因我们可能没有办法避免，但可以通过正确的饮食习惯，尽量避免肥胖以及肥胖带来的麻烦。

3.1.2 肥胖基因的表达

先天性的肥胖一定是遗传病，由多个基因决定，相关的基因表达了或者该表达的被抑制了；后天容易发胖的人群，则可能是属于"易感"人群，也受基因的控制，相关基因表达程度不够或过度表达；其他正常人群发胖，则属于正常的后天"环境"因素引起的。

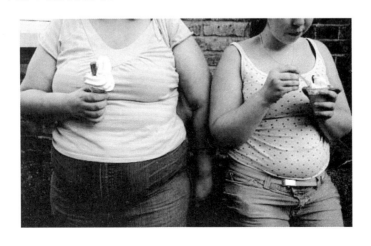

（1）肥胖基因让食欲大增

肥胖基因在人的肥胖过程中是如何起作用的？

有的肥胖基因，让人摄入的能量增加，如基因"FTO"。科学家对2726名年龄在4～10岁的苏格兰地区儿童进行了实验，实验中，孩子们每餐都可以自由选择肉肠、奶酪、面包圈、各种蔬果、水等多种食物。结果发现，FTO基因发生变异的孩子更喜欢摄取高脂肪、油炸食品和甜食等食物，他们每餐平均要多摄入100卡路里。

也就是说，"FTO"改变了人的饮食模式。再者，多巴胺是一种脑部神经传导物质，主要负责大脑兴奋、愉悦等快感的传递。研究发现，肥胖者与偏瘦者相比，体内多巴胺受体基因偏少，也就是说，他们需要吃更多的食物，才能获得愉悦感。

（2）肥胖基因让脂肪难以分解

有的肥胖基因，会抑制机体的能量消耗。研究人员在比较了两组墨西哥裔美国人的体重后发现，CRTC3基因活跃的一组偏胖，原因是CRTC3这类基因的表达，放慢了燃烧脂肪的速度，进而导致肥胖。

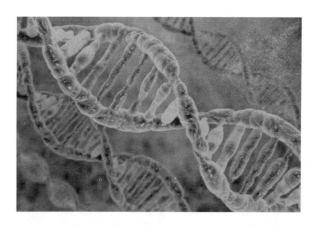

研究发现，肥胖者的DNA都出现了一些异样。有的DNA抑制胰岛素的正常分泌；有的DNA则会抑制合成胰岛素必需的化学物质的形成。此外，在人类腹部脂肪细胞上，分布有β3-肾上腺素能受体（β3-AR），研究显示β3-AR基因的突变者，其基础代谢率低于非突变人群。而肥胖人群中，带有β3-AR基因突变者的，较之非突变者要多，也就是说，肥胖者机体的基础生命活动耗能较低。

儿时肥胖的,脂肪细胞数多,成年后易发胖;但为什么很多人儿时不胖,成年后也发胖了呢? 美国科学家近日发现了一种名为 GIRK4 的基因,与调节进食和能量消耗有关。该基因的正常功能被破坏,是 20 岁到 60 岁成人肥胖的潜在原因。

迄今发现的与肥胖相关的基因或染色体区域已达 200 多个。

（3）肥胖基因启动在胎儿期开始

基因是遗传的,但是环境因素会改变基因的强弱!

最典型的是美国的 Pima 印第安部落,以前他们的生活一直极度贫困,进入现代社会后,他们的生活得到极大改善,结果,超过 95％ 的 Pima 印第安人成了肥胖者。

再则,现在肥胖儿童数量激增,其原因是垃圾食品廉价、高热量、容易获得,诱惑着为数众多的 FTO 基因变异者。研究已证实,FTO 基因在人童年时就已呈现了,这与"孩子暴饮暴食有关"。

而肥胖基因的启动在胎儿期就开始了。有一位母亲生怕胎儿营养不良,拼命进补,结果生了一个 13 斤的婴儿,这个孩子在婴儿期、儿童期、少年期一直肥胖。

为何会如此? 科学家发现,若胎儿葡萄糖和游离脂肪酸水平较高,会促进蛋白质的释放,进而影响正在发育的大脑的食欲控制和代谢系统。进一步研究发现,肥胖的婴幼儿的脂肪细胞确实发生了代谢变化,使燃烧脂肪变得困难。

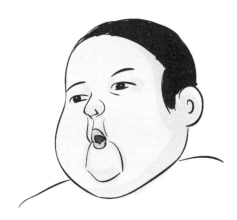

（4）过度压力也会激活肥胖基因

德国的研究人员曾在 2006 年到 2007 年，对德国过度负债者进行调查，结果发现其中 25% 的人肥胖；而一般人群中，肥胖者比例只有 11%。

英国研究者对职场人群持续进行了 19 年的研究，发现"工作压力大的人群，与从未感觉工作压力大的人群相比，其肥胖发生率要高 73%"。

为何压力会让人肥胖？

因为压力激活了肥胖基因——有的肥胖基因让人食欲大开。当人身临压力情境（如面临资金问题或者老板施压）时，会点燃人们对富含碳水化合物食物的激情，进食这些食物时，应激激素才会有所下降。

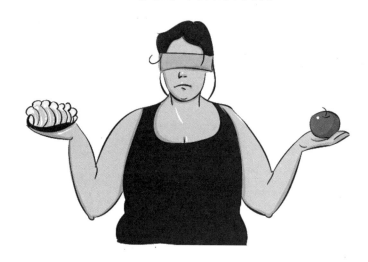

压力能增加脂肪储量。对我们的史前祖先来说，压力意味着自然灾害或者野兽的逼近，机体需要额外的能量来应对食物短缺或者与野兽搏斗，因此快速储存脂肪的过程非常重要。

"营养不良"对机体是个巨大压力。研究发现，孕妇若在妊娠早、中期营养不良，她们的孩子成年期肥胖的可能性为 50%。原因是，人类在食物匮乏的环境中进化，体内产生了节约基因，这种基因，能使机体消化增强，能量吸收增加，减少能量消耗，同时促进脂肪合成。目前认为胚胎或婴幼儿时期营养不良，导致节约基因表达水平上调，使更多的干细胞分化成脂肪细胞。

"睡眠缺乏"对机体也造成了压力。法国科学家的一项调查显示，如果一个人连续两天平均只睡 4 个小时，那么其体内负责饥饿感的荷尔蒙——饥饿激素就会增加近一倍，而调节体内脂肪含量和食欲的荷尔蒙——瘦素就会相对减少。

3.1.3 基因无法改变，表达可以选择

其实每个人的身体里面都有肥胖基因，但为什么有的人就不容易胖，有的人容易胖？如果肥胖基因表达出来，就是显性基因很活跃，如果没有表达出来就说明它被抑制了，我们不可能去改变基因，但是可以调节它的表达。于是我们就需要去找，哪些食物可以抑制肥胖基因的表达。这样体重一旦减下来，相对来讲就会比较稳定。

研究显示，女性专属基因可以促进脂肪组织的生长，有这种基因的女性变胖的概率比一般人高出 2 倍。而且，几乎 1/3 的女性都有这种"肥胖基因"。而拥有男性专属基因的男性更容易对高卡路里的垃圾食品上瘾。

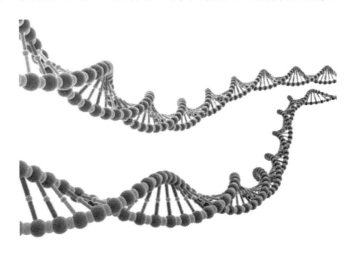

那我们如何关闭肥胖基因？

科学饮食关闭肥胖基因。上面说过，FTO 基因变异与肥胖紧密相关，但是事实说明，很多发生这种基因变异的儿童并不超重。进一步研究发现，"只要不多吃，FTO 就不会让人变胖"。

那么应该如何饮食呢？节食或不吃荤腥的"饿瘦"科学吗？营养供给不足，细胞生理功能减弱，机体新陈代谢功能整体下降，基础生命活动耗能下降，

让人"连喝水都会发胖（虚胖）"。

那怎么办？采用"高蛋白、低热量、低碳水化合物的食谱"。碳水化合物：主要是氧化供能，过多时，以葡萄糖形式入血，刺激胰岛分泌过多的胰岛素，促进脂肪合成，因此要"低碳水化合物饮食"。

目前认为导致儿童单纯肥胖的 3 个关键期，也就是人体脂肪细胞高速发育的那三个阶段，即出生前 3 个月、出生后第 1 年、10 岁左右。

关闭肥胖基因要从胎儿期开始。首先要防止胎儿体重过轻或过重。小儿出生时理想的体重是 6～7 斤。再则，宝宝出生后 6 个月内，要以纯母乳喂养。母乳是为宝宝量身定做的，而人工喂养会导致"营养不良"或"过度喂养"。同时注意：充足睡眠、情绪管理、疏解压力。

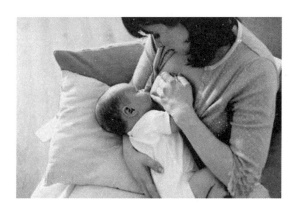

与此同时，配合适当的运动量，将更有助于保持身体的健康。科学家近期研究的诸多成果都显示，每天快走 1 小时，可以协助控制肥胖症的遗传倾向。

3.2 人体肠道消化与吸收功能的差异

3.2.1 食物中的脂肪在哪里被吸收

食物在消化道内经过消化，最终分解成葡萄糖、氨基酸等能够被人体吸收的营养物质。小肠是人体吸收营养物质的主要器官。

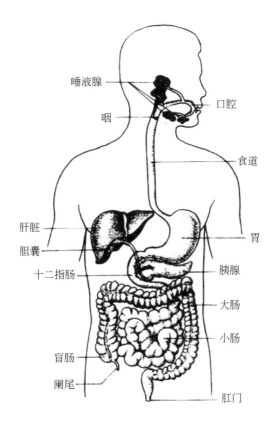

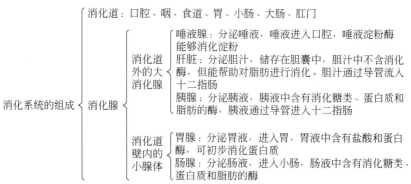

食物中的水、无机盐、维生素可以不经过消化，在消化道内直接被吸收。

食物的消化方式包括物理性消化和化学性消化。通过牙齿的咀嚼、舌的搅拌和胃、肠的蠕动，将食物磨碎、搅拌并与消化液混合，这是物理性消化；通过消化液中消化酶的作用，使食物中的淀粉、蛋白质、脂肪等营养成分分解为可以被吸收的成分，这是化学性消化。

　　吸收是由消化道完成的。消化道各段对营养物质的吸收情况如下图所示。

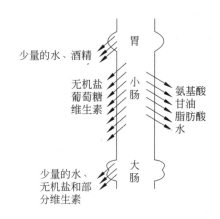

　　淀粉、蛋白质、脂肪的消化过程如下图所示。

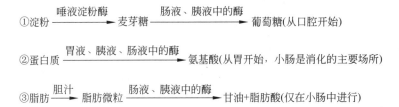

　　食物的消化和吸收过程如下图所示。

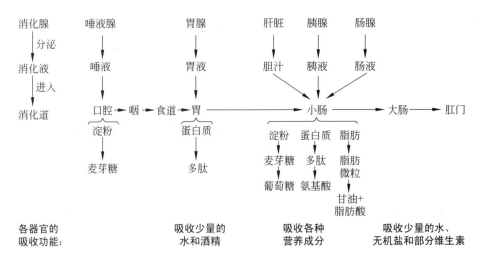

　　膳食中的脂类主要为甘油三酯、少量磷脂及胆固醇。胃中脂肪酶少，所以在胃里脂肪是很少被消化的。它主要是在小肠里与肝脏分泌的磷脂胆固醇复合体结合成胆汁酸盐，然后转化为脂肪小滴增加了酶与脂肪分子的接触面，然后被激活的胰脂肪酶水解为甘油和脂肪酸，被小肠吸收入血，另外一部分可直接以脂肪酸形式扩散入门静脉直接送到肝脏。还有未被消化的少量脂肪则随胆汁酸盐由粪便排出。

3.2.2　如何改造功能

脂肪在胆盐、胰液、肠液和脂肪酶的消化作用下，形成甘油、自由脂肪酸和甘油一酯、少量的甘油二酯和未消化的甘油三酯。胆盐对脂肪的消化吸收具有重要的作用，它可与脂肪的水解产物形成水溶性复合物。这些复合物进一步聚合为脂肪微粒，其直径只有 4～6nm，主要含胆盐、甘油一酯和脂肪酸三种成分。有人认为，这种脂肪微粒能被肠上皮细胞通过吞饮作用直接吸收。也有人认为，这种脂肪微粒在被吸收时，各种主要成分仍各自分离分别进入小肠上皮细胞，进入后又重新合成为中性脂肪，并在外面包上一层卵磷脂和蛋白质膜，而成为乳糜微粒。脂肪的吸收途径有两条：一是乳糜微粒以及多数长链脂肪酸进入中央乳糜管，经淋巴途径间接进入血液；二是含 12 个碳原子以下的短、中链脂肪酸和甘油可溶于水，则被毛细血管吸收，直接进入血液循环。由于食物中的脂肪以含长链脂肪酸居多，因此，脂肪的吸收以淋巴途径为主。

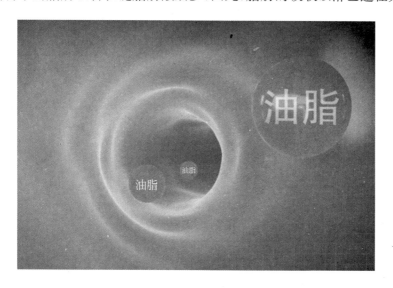

少吃脂肪含量高的食物。常见高脂肪含量的食物有：鸡蛋黄、烤鸭、肥肉、猪蹄、花生、瓜子、核桃、芝麻酱、巧克力等。

我们希望肠道里脂肪吸收少，所以不希望肠道里有很多脂肪分解酶。希望进入血液的脂肪尽量多地被分解，脂肪的分解在细胞的线粒体里进行，因此就需要细胞内的脂肪分解酶。

3.3 靠生活习惯来减肥为什么总是很难

3.3.1 持之以恒的运动爱好者——每天超过45分钟的有氧运动，胖子慎用

下面是在实验室作的生物化学的一张图，横坐标表示运动的时间，前面的是分钟，一分钟、两分钟、三分钟、四分钟，后面的是小时，一个小时、两个小时、三个小时、四个小时。下图反映了运动时间与供能物质之间的关系，在形成交叉之前的ATP属于无氧消竭，就是人体的肌细胞里面储存的少量糖原来供应能量，比如跑100m的时候，分解能量来不及，一定用自身储存糖原转化能量。从三分钟之后主要就是肌糖原的有氧氧化的过程，主要由糖原来供应能量。图中脂肪酸，是脂肪分解以后的脂肪酸，这个实验的条件就是人在以每分钟最

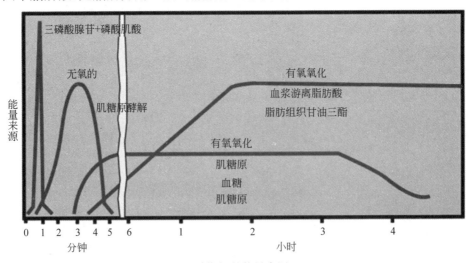

运动期间的能量来源

大吸氧量 75％ 的强度在做连续有氧运动，以这样的强度连续运动 45 分钟以后，糖基本上接近耗竭，这个时候就开始主要由脂肪供应能量，从而达到控制体重的效果。

上图中，储存的高能量磷酸键、糖原、循环血糖和循环自由脂肪酸（FFA）的依序使用。后者在持续运动中起主导作用。

高强度运动 45 分钟，大部分人是做不到的，更别说胖子了。因为运动不到 45 分钟就结束，这时候脂肪还没动。如果是一个体重超重的人，他（她）在跑步机上跑步，其单腿的承受力将是体重的 7～8 倍，在膝关节处会形成巨大的冲击力。所以，在运动医学中，如果这种胖子有毅力持续跑到一个小时以上并坚持一个礼拜，就会因关节疼痛跑不下去了，因为体重超重，跑步时关节头和关节位置决裂的撞击比普通人大多了，最终造成关节损伤，因而这种运动方式胖子很难坚持下去。

3.3.2　爱吃夜宵的胖子

经常吃夜宵对人的身体有四大害处。

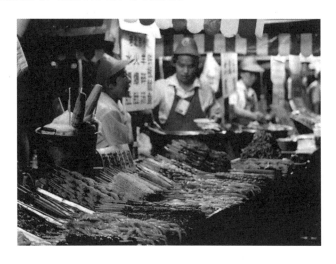

危害一：人的排钙高峰期常在进餐后 4～5 小时，若夜宵过晚，当排钙高峰期到来时，人已上床入睡，尿液便潴留在输尿管、膀胱、尿道等尿路中，不能及时排出体外，致使尿中钙不断增加，容易沉积下来形成小晶体，久而久之，逐

渐扩大形成结石。

危害二：夜宵都吃得比较好，虽然营养丰富，但也暴露出另一个问题，即这些摄入的营养如何代谢。据科学研究报告，一般人在吃夜宵时往往吃大量的肉、蛋、奶等高蛋白食品，会使尿中的钙量增加，一方面降低了体内的钙储存，诱发儿童佝偻病、青少年近视和中老年骨质疏松症，另一方面尿中钙浓度高，罹患尿路结石病的可能性就会大大提高。另外，摄入蛋白质过多，人体吸收不了就会滞留于肠道中，会变质，产生氨、吲哚、硫化氢等毒素，刺激肠壁，诱发癌症。如果再加上饮酒，则更容易与"酒精性脂肪肝"结缘。

危害三：经常吃夜宵，如果进食的是高脂肪、高蛋白的食物，很容易使人体内血脂突然升高。人体的血液在夜间经常保持高脂肪含量，夜间进食太多，或频繁进食，会导致肝脏合成的血胆固醇明显增多，并且刺激肝脏制造更多的低密度脂蛋白。运载过多的胆固醇到动脉壁堆积起来（包括阴茎动脉），也成为动脉粥样硬化和冠心病、阳痿的诱因之一。同时，因为长期夜宵过饱，会反复刺激胰岛，使胰岛素分泌增加，久而久之，便造成分泌胰岛素的β细胞功能减退，甚至提前衰退，发生糖尿病。这些病症均能影响性功能，导致性衰退。

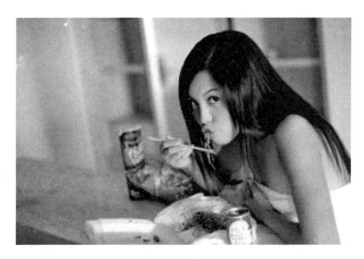

危害四：夜宵过饱可使胃鼓胀，对周围器官造成压迫，胃、肠、肝、胆、胰等器官在餐后的紧张工作会传送信息给大脑，引起大脑活跃，并扩散到大脑皮层其他部位，诱发失眠。因此，最好是不吃夜宵或少吃夜宵。如果晚上确实需要补充营养，最佳选择是碳水化合物，即淀粉和糖类。因为这类食品会间接地改善脑的化学反应，令身体分泌胰岛素，从而发挥镇静安神作用，对失眠者尤为有益。

3.3.3　思虑型瘦子不健康

中医认为："思则气结。"思虑过度，容易使神经系统功能失调，消化液分泌减少，出现食欲不振、讷呆食少、形容憔悴、气短、神疲力乏、郁闷不舒等。思虑过度易伤脾胃。久之会气血生化不足，使精神疲乏、心悸气短、健忘失眠、形体消瘦，从而导致神经衰弱、肠胃神经官能症、溃疡病等。思虑过度不但伤脾，还会导致睡眠不佳，日久则气结不畅，百病随之而起。所以，必须注意性格、情操及道德的修养，做到心胸豁达，待人和善。遇事不要斤斤计较、苦思冥想，更不要对身外之物多费心思。

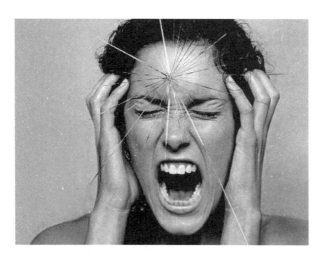

中医认为，人的情志活动与内脏有着非常密切的关系，而平日爱操心、思虑过多的人，最容易受害的是脾脏，人也相对较瘦。

《黄帝内经》中就有"思伤脾"的说法，即思虑过多会伤害脾脏；又说"思则气结"，如果一个人多愁善感，总是在考虑问题，往往会不思饮食，或饮食不和，影响脾胃。脾是主运化的，人摄入的饮食都要靠脾胃来协调。如果脾胃功能失调，脾气郁结，久之会伤正气，给人的健康带来危害。

如果脾运化不好，则容易引起气结，导致腹部胀满，从而出现气血不足，四肢乏力的症状，形成气郁，并进一步发展为血瘀、痰瘀。还会引起女性月经提前、延后，甚至闭经。

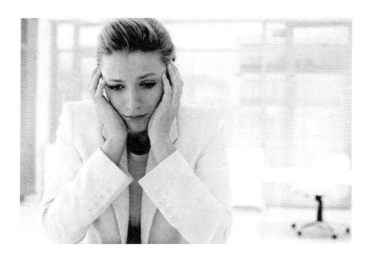

在日常生活中，倘若遇到"百思不得其解"的事情，最好不要去"解"它，因为越"解"越不顺，最终可能导致"气结"。

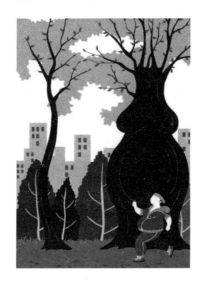

■■■■ 中 编

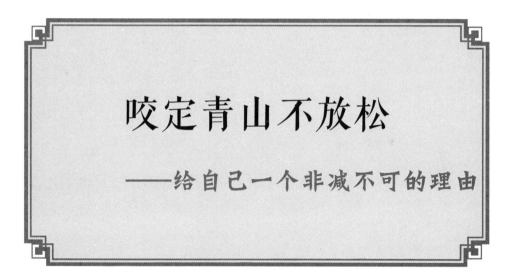

咬定青山不放松

——给自己一个非减不可的理由

脂肪都藏在哪里

4.1 　皮下脂肪

4.1.1　什么是皮下脂肪

　　皮下脂肪是指储存于皮下的脂肪组织，在真皮层以下、筋膜层以上。与储存于腹腔的内脏脂肪组织和存在于骨髓的黄色脂肪组织，共同组成人体的脂肪组织。人体的脂肪大约有 2/3 储存在皮下组织。它不仅能储存脂肪，还能抵御来自外界的寒冷或冲击，正常地维持内脏的位置，在维持健康上扮演非常重要的角色。

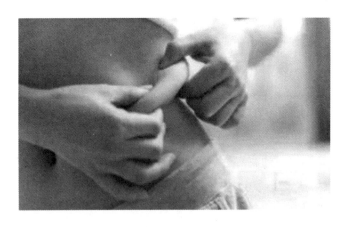

　　塑造出女性化的圆润身体的也是皮下脂肪。尤其是年轻女性，身体为了承受怀孕及生产，皮下脂肪就更容易囤积。因此，皮下脂肪对女性来说，是很重要的脂肪。可是，正因为它是附着在皮肤下方，过于增加就会很醒目。尤其容易囤积在下半身，因此皮下脂肪型的胖人，便形成了梨形身材，也是经常出现在肌肉不发达的人身上的体型。

皮下脂肪的主要作用是绝热和储存。皮下脂肪是人体储存"余粮"的主要场所。在冬眠的哺乳动物身体中,皮下脂肪几乎提供过冬的全部能量;长途迁徙的鸟类也由皮下脂肪提供大部分能量供应。

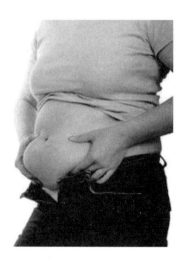

因为人类身体缺少毛发,所以脂肪的保暖作用对早期人类相当重要。有一种说法是寒冷刺激脂肪组织的生成,在寒冷地区长期生活发展的人种皮下脂肪也更易堆积。

此外,女性的皮下脂肪普遍多于男性,并且在分布上有所差异。雌性荷尔蒙会促进皮下脂肪的发育,其功能包括供能、促进发育和性选择。

皮下脂肪之所以引人关注,是因为它的堆积会造成肥胖,影响身材。肥胖在某些西方发达国家中占总人口 30% 以上,在我国也有增加的趋势,需要警惕。

和其他特性一样,皮下脂肪的厚度与基因有关,是基因和环境共同作用的结果。关于肥胖基因的研究是生物学的热门前沿,尽管只是冰山一隅,也给我们揭示出一些科学规律。在食物过足的情况下,确实有一些人比另一些人更容易长胖,人类已经识别出的肥胖相关基因有 FTO、NPC1。(注意,这是一个未知大于已知的领域,其原因可能随时都在被添加或改写。)

人体的脂肪细胞数目相对稳定,因为脂肪细胞在一般情况下只增大体积,不显著增加数目。但当体积增大到 4 倍左右时，脂肪细胞就会靠增加数目来增加脂肪总量。这就是一般的减肥方法很难达到减肥的效果，而只是达到减重效果的原因。

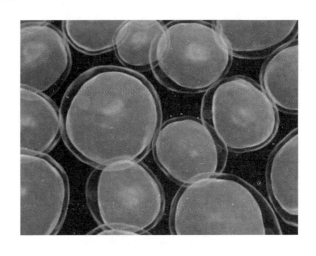

4.1.2 如何测量皮下脂肪

人体体表不同部位皮下脂肪的厚薄本来就不一样，男、女、老、幼以及各种不同原因引起的肥胖又各有特点。通过测量皮下脂肪的厚度，不仅可以判断人体的肥瘦情况，而且还可以用所测的皮脂厚度推测全身脂肪的数量，评价人身体组成的比例。

皮下脂肪厚度一般使用特制的皮肤厚度测定仪选择固定部位进行测

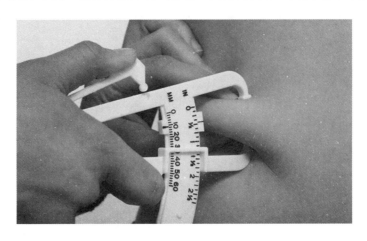

定。常用测量皮下脂肪厚度的部位有：①背部肩胛骨下端；②上臂部外侧肘关节与肩峰连线中点（肱三头肌下端）；③胸部中点；④腹部，脐下或脐旁1cm处。测量者用左手拇指和食指（或其余四指）将测量部位的皮肤和皮下组织轻轻捏起呈皱折状，皮折与身体长轴平行，右手持卡尺或皮肤厚度测定仪测量皮折根部厚度。然后将捏起的皮折放松后再次捏起测量，连续测三次，取其平均值。

皮下脂肪厚度有没有标准呢？我国主要引用日本厚生省国民营养调查资料对日本儿童和成人肥瘦程度的评定标准作为参考：正常成人肩胛皮肤皱襞厚度的平均值为12.4mm，超过14mm就可诊断为肥胖。男性成人的肱三头肌皮肤皱襞厚度大于10.4mm、女性大于17.5mm属于肥胖。正常腹部男性的皮肤皱襞厚度为5～15mm，大于15mm为肥胖，小于5mm为消瘦；正常成年女性的腹部皮肤皱襞厚度为12～20mm，大于20mm为肥胖，小于12mm为消瘦，尤其对40岁以上妇女测量此部位更有意义。（当没有卡尺时，可用拇指和食指捏起皮肤皱襞，再用尺子测量皱襞上下缘的厚度。数据虽不精确，却也可了解大概情况）

🔘 4.1.3　皮下脂肪过多的危害

肥胖会威胁我们的生命和美丽，尤其是中年人，肥胖的七大并发症有：脂肪肝、糖尿病、高血脂、高血压、心脏病、高尿酸、睡眠呼吸暂停综合征，条条可以要命。所以当肥胖超过一定标准时，可能引发不止一种病，而是会同时发生心血管病、糖尿病、高血压、肝胆、肠道疾病。在临床上经常出现一种现象：这些病同时出现，几种病往往聚集在一个人身上，包括心脏病、糖尿病、高血压、高血脂以及高尿酸形成。这些病的患者，基本上有一个共性——肥胖。这种病在临床叫X综合征，又叫代谢综合征。代谢综合征已经成为临床上慢性致死疾病的最主要的病因，大多数患者都很胖，而且这些病没有药可以根治。

　　安然是一位知名的造型师，给很多明星和知名主持人打理形象。然而繁忙的工作，让其身体不堪重负，体重达到67.1kg，呈现明显的X综合征。内分泌紊乱并伴有高尿酸、甘油三酯偏高和轻度脂肪肝。

　　通过近两个月严格的健康减脂技术对身体的管理，安然体重降至55.8kg，高尿酸症状消失、甘油三酯恢复正常、轻度脂肪肝消失。最让安然高兴的是，内分泌终于恢复正常，她一直以来有怀二胎的愿望，现在终于可以实现了。

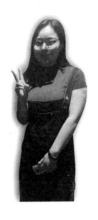 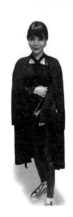

肥胖等级	重度肥胖	重度肥胖	肥胖等级	正常	正常
体重	高	67.1kg	体重	正常	55.8kg
体脂率	高	34.6％	体脂率	正常	26.3％
脂肪	高	23.2kg	脂肪	正常	14.7kg
内脏脂肪	高	12.0	内脏脂肪	正常	7.0
蛋白质	低	7.9kg	蛋白质	正常	9.2kg
水分	低	33.3kg	水分	正常	31.2kg
肌肉	正常	41.3kg	肌肉	正常	38.5kg
骨骼肌	正常	29.4kg	骨骼肌	正常	27.5kg
骨质	低	2.7kg	骨质	正常	2.6kg

安然减脂前　　　　　　　　　　　　　　安然减脂后

注：此数据来自变啦APP。

健康减脂将会对X综合征（代谢综合征）有明显改善

4.2 内脏脂肪

4.2.1 什么是内脏脂肪

内脏脂肪是人体必需的,它围绕人的脏器,主要存在于腹腔,少部分集中在肝脏,能储存热量、保护内脏。如果一个人体内的内脏脂肪过少,会严重危害身体健康。内脏脂肪不是越多越好,普通人认为肥胖指的是皮下脂肪过多,因为这种肥胖对外形影响大,一眼就能看出来,其实,内脏脂肪一样会囤积,人体的内脏脂肪囤积过多,危害远远大于皮下脂肪的过量囤积。

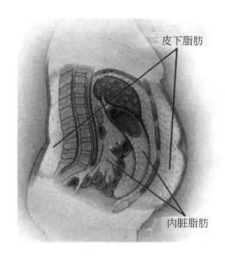

内脏脂肪的分布

内脏脂肪对我们的健康意义重大,一定量的内脏脂肪其实是人体必需的,因为内脏脂肪围绕人的脏器,对人的内脏起着支撑、稳定和保护的作用。

内脏脂肪率比较高的人,也就是内脏比较不健康(通常肚子大)的人,尤其是男性。造成内脏脂肪过高的原因,除了体重过重之外,就是饮食及作息不健康。

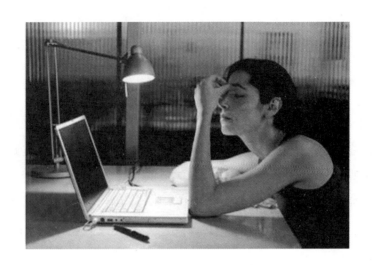

　　生活中有脂肪肝的人不计其数,某市政府公务员在市体检中心体检,20多岁到60岁的公务员,发现有脂肪肝的占72%,也就是说,10个人中7个人有脂肪肝。西医里,脂肪肝没有任何药物可以治疗而且没有症状,中医里的护肝药则是让患者延缓从脂肪肝发展成肝硬化的过程。经常在酒桌上遇到人说,你看我原来是轻度脂肪肝,现在变成重度了,照吃照喝,什么感觉都没有,还很自豪。实际上只有肝硬化、肝腹水才会有症状,到那时病情就完全不能逆转了! 香港明星"肥肥"就死于肝癌。有的人现在是没什么事,但是到有事的时候谁都救不了,所以这些病人其实本质上是死于脂肪。如果在有脂肪肝时把这些脂肪去掉,肝细胞就不会坏死导致纤维化,没有纤维化的肝细胞就都能解毒,癌变的概率就会低得多。

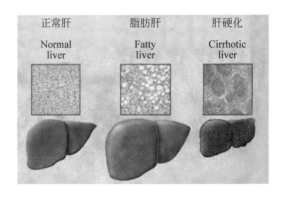

静明是一位传统服装店店主,与丈夫一起管理数十家连锁服装店。长期
守店让身高不到 160cm 的静明体重达到 71kg,内脏脂肪为 16,属于极度肥胖
同时伴有中度脂肪肝。通过采用能量负平衡、低升糖、富营养健康减脂技术,
静明的体重下降到 57.6kg,内脏脂肪为 8,中度脂肪肝症状消失。

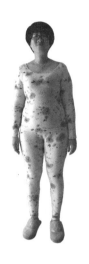
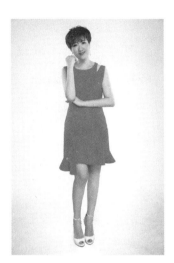

肥胖等级	极度肥胖	极度肥胖	肥胖等级	中度肥胖	中度肥胖
体重	高	71.0kg	体重	正常	57.6kg
体脂率	高	39.4%	体脂率	高	28.9%
脂肪	高	28.0kg	脂肪	高	16.6kg
内脏脂肪	高	16.0	内脏脂肪	正常	8.0
蛋白质	低	7.7kg	蛋白质	低	7.3kg
水分	低	32.7kg	水分	正常	31.1kg
肌肉	正常	40.5kg	肌肉	正常	38.4kg
骨骼肌	正常	28.9kg	骨骼肌	正常	27.4kg
骨质	低	2.6kg	骨质	低	2.6kg

静明减脂前　　　　　　　　　　　　静明减脂后

注:此数据来自变啦 APP。

健康减脂将会明显改善脂肪肝

4.2.2 如何测量内脏脂肪

你可能不需要通过各种医学仪器测量，只要通过对身体和生活习惯的观察，就能知道自己的内脏是不是很"胖"。

自我检测方法一

腰围超标是脂肪超标的首要标志，因为内脏脂肪刚好位于腹腔中，一旦囤积过多，腰围尺码就会不断增大！而腰围尺码对人类健康的影响也至关重要。中国男性正常腰围应在 85cm 以内，80～85cm 为超重，85cm 以上为肥胖。女性的腰围则应控制在 80cm 以内，75～80cm 为超重，80cm 以上为肥胖。

自我检测方法二

（1）腰臀比：腰围÷臀围，即腰围与臀围的比值

方法：笔直站立，轻轻吸气，用卷尺测量肚脐上方腰围与最凸出臀围。

男性腰臀比例＞0.9，女性腰臀比例＞0.85，就表明是内脏脂肪过剩的高危人群，需要马上进行下一步测试。

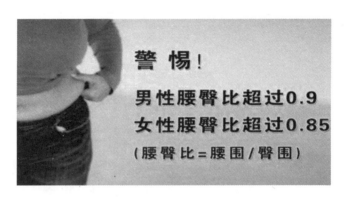

（2）测试腰腹皮下赘肉方法

试着捏肚脐周围，如果能轻松捏起 2cm，表示堆积的是皮下脂肪，如果捏不起来，表示很多脂肪是堆积在内脏里。

自我检测方法三

营养师总结了 17 种易导致内脏脂肪型肥胖的指标，请在与自己生活习惯

相符的项目旁打√。

① 20 岁之前还算苗条,之后却胖起来。

② 不太爱运动。

③ 很少吃早餐,晚餐吃得很丰盛。

④ 很晚才吃晚餐,且常在睡前吃东西。

⑤ 有吃夜宵的习惯。

⑥ 一星期至少喝酒或大餐 3 次。

⑦ 喜欢吃甜食。

⑧ 常喝清凉含糖饮料(包括现榨果汁)。

⑨ 喜欢吃肉,很少吃菜。

⑩ 偏食,喜欢的食物每天都吃。

⑪ 外出都是开车,不走路。

⑫ 体型肥胖且怕冷。

⑬ 血糖值、胆固醇都很高。

⑭ 体重不重,但腰围特别突出。

⑮ 有便秘状况。

⑯ 食量大。

⑰ 父母都胖。

结果如下。

① 以上情况占 3 个以下:还算健康,但要预防,尽早剔除危险因子。

② 以上情况占 4～9 个:属内脏型肥胖高危人群,请改变不良生活习惯。

③ 以上情况占 10 个以上:属内脏型肥胖极高危人群,要从根本上改善生活方式。

4.2.3 内脏脂肪的危害

过多的内脏脂肪当然会让腹部赘肉堆积,但这只是表层危害,它还会带来代谢迟缓、内脏机能异常、肝功能衰退以及引发心脏病、高血压等心脑血管疾病。因为内脏脂肪一旦存储过多，还会在代谢过程中产生毒素，给有害菌提供温床，最终导致内脏中毒，降低内脏机能。还有研究表明，女性月经异常也与体内脂肪含量有关，皮下脂肪型肥胖导致月经异常的症状约为 14%，而内脏脂肪型肥胖导致此症状的则高达 67%。

内脏脂肪过高会增加心血管疾病发生概率，导致动脉炎症，甚至导致抑郁。内脏脂肪会导致体内毒素难以正常排出，甚至可能致癌。内脏脂肪会产生多种化学物质，这些物质与心脏病关系密切。肥胖会导致心脏肥大，进而使心脏泵血效率大大降低，导致气短和疲劳。肥胖者感觉呼吸更困难。呼吸越困难，就越容易造成血流中输氧量不足，进而导致全身乏力、免疫力受损，甚至造成高血压。现代社会很多人表面看起来体型正常，但也有可能属于内脏脂肪型肥胖，特别是上班族和中老年，都需要关注自己的内脏是否肥胖，适时地给自己的内脏"减减肥"！

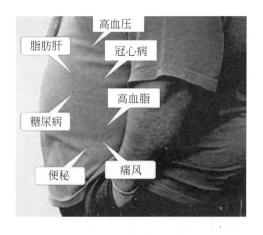

据英国癌症研究中心估计，体重超标男性的结肠癌发病率高出常人25%，而肥胖症男性患者的结肠癌发病率比普通人高 50%。专家指出：男性腰围＞90cm，女性腰围＞85cm 都是典型的"内脏脂肪型"肥胖。医学谚语里说的"腰围长，寿命短"就是这个道理。

世界卫生组织在对全球各个国家肥胖人群进行减肥观念普查报告中指出，91%关心家人健康的女性急于帮助家人或者自己减掉可怕的脂肪，但减脂的过程中,往往只注重减掉"皮下脂肪",而忽略"内脏脂肪"。

科学研究发现,内脏脂肪和皮下脂肪存在并发的关系,内脏脂肪很容易引发皮下脂肪增多,这就是为什么很多肥胖人群通过减肥药剂等多种形式进行减肥,最后很容易反弹的根本原因。内脏脂肪不减,只减皮下脂肪,相当于治标不治本,也是不健康的减肥方式。

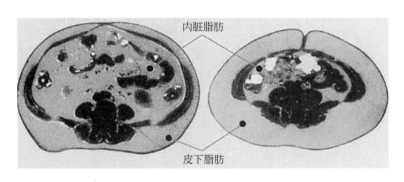

所以说,瘦的人未必不需要减肥,因为你减的不仅仅是皮下脂肪。皮下脂肪不多的人,不意味着内脏脂肪不多,当然皮下脂肪多了也不意味着内脏脂肪一定多,所以在检测时既要检测体脂率,又要检测内脏脂肪率,这两个指标是分开的。内脏脂肪的增加与高血压、糖尿病、高血脂症、心血管疾病的发生有很大的关系。

4.3　管道脂肪

4.3.1　什么是管道脂肪

内脏脂肪再往里还有脂肪吗?血管、肠道、气管等这些管道里都有脂肪,叫作管道脂肪。

一位已故相声演员死时仅 56 岁,平时体检很正常,连脂肪肝也没有。那天他没有演出,他的太太带着幼小的孩子出去玩了,他吃完饭泡完茶以后往沙发上一坐,觉得胸口有点不舒服,他以为之前太累了,于是就在沙发上躺下了,等他太太带孩子回来的时候,发现他脸色铁青,全身冰凉,已停止呼吸了。公安人员把他的尸体拉到医院去做尸体解剖。打开他的胸腔，结果发现给心脏供血的血管被脂肪堵死了。结论是死于急性心肌梗死，这位相声演员并不胖，却也有脂肪肝。

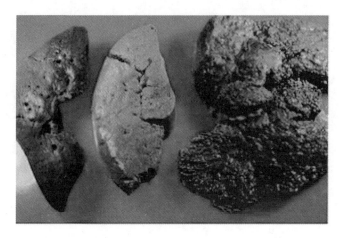

实物对比：正常肝脏、脂肪肝、肝硬化

肥胖的人往往会存在内脏脂肪过高的情况，这些脂肪更容易进入人体管道，使人处于冠心病和脑梗死的高危风险状态。所以说肚子胖最要命！脂肪越深入越危险。

4.3.2 如何测量管道脂肪

有的患者前一天晚上还好好的，欢蹦乱跳的，睡一觉就死了。造成这种死亡的往往就是今天全世界发病率和死亡率最高的病——心脏病。没脂肪也会心肌梗死吗？世界卫生组织想了很多办法，筛选了很多指标，包括心电图指标、彩超指标、心动图指标、B超指标，最后发现，与肥胖者相关的最重要的指标就是腰围。研究发现，40岁以下的人，女性腰围大于85cm，男性大于90cm，是心脏病的高危人群；40岁以上的人，女性腰围大于90cm，男性大于100cm，是心脏病的极高危人群。

对于极高危是如何定义的？极高危就是随时可能危及生命。很多心内科医生都准备一条裁缝量衣服的尺子，因为腰围这个指标比心电图、B超、彩超准确得多。

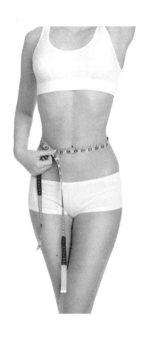

4.3.3 管道脂肪的危害

　　总结一下,脂肪在三个层面上:在皮下,在脏器,在管道。哪个层面的脂肪最要命呢? 越往里走危险性越大。当管道脂肪蓄积过多,就会引发一些生活习惯病,还会引起动脉硬化,甚至是脑中风。具有管道脂肪肥胖的人罹患动脉粥样硬化、脑梗死、冠心病、心肌梗死等心脑血管疾病的可能性明显高于皮下脂肪型肥胖和体重正常者。所以,最重要的是减脂。

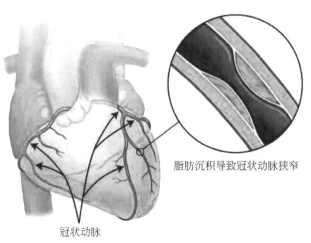

脂肪沉积导致冠状动脉狭窄

冠状动脉

卢胜是一位 50 多岁的女士，减脂前体重 69kg，内脏脂肪高达 15，体检报告显示，反映管道脂肪状况的甘油三酯高达 3.22，属于严重超标。经过健康减脂方案干预，最后体重降到 57.4kg，内脏脂肪降为正常值 9.0，更重要的是体检报告显示，甘油三酯降到了 1.33，已经完全正常，基本解除了管道脂肪堆积的潜在威胁。

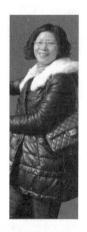
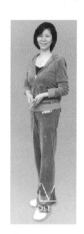

检查日期：2015年09月21日		报告日期：2015年09月21日		检验者：邱海波		审核者：陈丽芬	

太生化			(本报告仅对所检测样本负责)				
项目名称	检查结果	单位	参考范围	项目名称	检查结果	单位	参考范围
总蛋白	72.7	g/L	65.0-85.0	白蛋白	43.7	g/L	40.0-55.0
前白蛋白	301	mg/L	180.0-400.0	谷丙转氨酶	29	U/L	7-40
谷草转氨酶	22	U/L	13-35	碱性磷酸酶	50	U/L	35-100
谷氨酰转肽酶	27	U/L	10-60	总胆汁酸	5.4	μmol/L	0.0-13.0
总胆红素	12.4	μmol/L	5.1-22.0	直接胆红素	4.1	μmol/L	0.1-8.0
间接胆红素	8.3	μmol/L	0.0-15.0	肌酐(酶法)	48	μmol/L	45-84
尿素	3.05	mmol/L	2.5-7.1	尿酸	312	μmol/L	90-360
葡萄糖	5.31	mmol/L	3.90-6.10	甘油三酯	3.22 ↑	mmol/L	0.56-1.70

检查日期：2016年10月31日		报告日期：2016年10月31日		检验者：史志华		审核者：王倩	

太生化			(本报告仅对所检测样本负责)				
项目名称	检查结果	单位	参考范围	项目名称	检查结果	单位	参考范围
总蛋白	70.4	g/L	65.0-85.0	白蛋白	43.5	g/L	40.0-55.0
前白蛋白	258	mg/L	180-400	谷丙转氨酶	18	U/L	7-40
谷草转氨酶	21	U/L	13-35	碱性磷酸酶	69	U/L	50-135
谷氨酰转肽酶	17	U/L	10-60	总胆汁酸	6.3	μmol/L	0.0-13.0
总胆红素	9.2	μmol/L	5.1-22.0	直接胆红素	3.6	μmol/L	0.1-8.0
间接胆红素	5.6	μmol/L	0.0-15.0	肌酐(酶法)	52	μmol/L	45-84
尿素	2.81	mmol/L	2.50-7.10	尿酸	258	μmol/L	90-360
葡萄糖	4.72	mmol/L	3.90-6.10	甘油三酯	1.33	mmol/L	0.56-1.70

科学减脂明显降低管道脂肪所造成的威胁

肥胖等级	极度肥胖	极度肥胖	肥胖等级	重度肥胖	重度肥胖
体重	高	69.0kg	体重	正常	57.4kg
体脂率	高	38.6%	体脂率	高	29.8%
脂肪	高	26.6kg	脂肪	高	17.1kg
内脏脂肪	高	15.0	内脏脂肪	正常	9.0
蛋白质	低	7.6kg	蛋白质	低	7.1kg
水分	低	32.2kg	水分	低	30.6kg
肌肉	正常	39.8kg	肌肉	正常	37.7kg
骨骼肌	正常	28.4kg	骨骼肌	正常	26.9kg
骨质	低	2.6kg	骨质	正常	2.6kg

卢胜减脂前　　　　　　　　　　　　　　卢胜减脂后

注：此数据来自变啦 APP。

科学减脂明显降低管道脂肪所造成的威胁(续)

肥胖与疾病

5.1 血管中的脂肪是众多疾病的导火线
——谁也不知道哪天是尽头

5.1.1 风险警示灯——血脂与血黏稠度

人的血脂指标过高,可能直接引起一系列的严重危害人体健康的疾病,比如动脉粥样硬化、冠心病等,严重的甚至威胁人的生命。

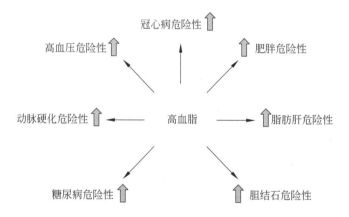

血脂高分为两种情况:第一种是原发性的,与先天性和遗传有关,是单基因缺陷或多基因缺陷,使参与脂蛋白转运和代谢的受体、酶或载脂蛋白异常导致的,或者是环境因素,如饮食、营养、药物等,通过未知的机制导致的。第二种是继发性的,主要是由于代谢性紊乱疾病(糖尿病、高血压、黏液性水肿、甲状腺功能低下、肥胖、肝肾疾病、肾上腺皮质功能亢进),或者是由其他因素如年龄、性别、季节、饮酒、吸烟、饮食、体力活动、精神紧张、情绪活动等导致的。

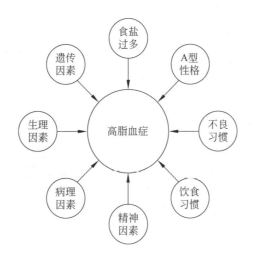

血脂高的临床表现，主要是脂质在真皮内沉积所引起的黄色瘤和脂质在血管内皮沉积所引起的动脉硬化。尽管血脂高可以引起黄色瘤，但是这种情况的发生率并不是很高；而动脉粥样硬化的发生和发展又是一种缓慢渐进的过程，因此在通常情况下，多数患者并无明显症状和异常体征。不少人是由于其他原因进行血液生化检验时才发现血脂指标偏高。

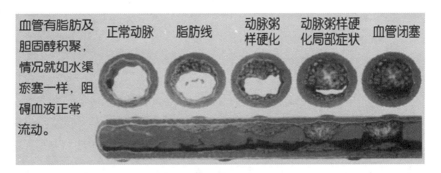

人体的血黏度升高时，会产生一系列异常症状，时间长了还会引起心脑血管方面的疾病。因此，应防患于未然。临床资料统计表明，血黏度增高的病人常有以下几种早期症状：晨起头晕，晚上清醒。血黏度高的人，早晨起床后即感到头脑晕晕乎乎，没有睡醒后大脑清醒、思维流畅的感觉。吃过早饭后，大脑逐渐变得清醒。到了晚饭后，精神状态最好。

午饭后犯困。正常人午饭后也会有困倦感觉，但可以忍耐。血黏度高的人午饭后马上就犯困，需要睡一会儿，否则全身不适，整个下午都没精打采。

如果睡上一会儿,精神状态明显好转。这是因为午饭后,血黏度高的人大脑血液供应不足。

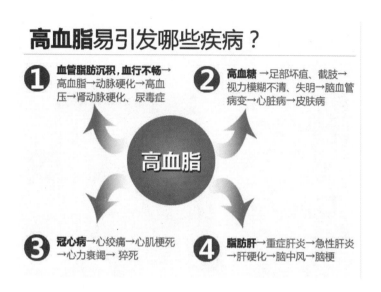

高血脂易引发哪些疾病？

① **血管脂肪沉积,血行不畅→** 高血脂→动脉硬化→高血压→肾动脉硬化、尿毒症

② **高血糖** →足部坏疽、截肢→视力模糊不清、失明→脑血管病变→心脏病→皮肤病

③ **冠心病** →心绞痛→心肌梗死→心力衰竭→ 猝死

④ **脂肪肝** →重症肝炎→急性肝炎→肝硬化→脑中风→脑梗

高血脂的症状你有没有

初期表现为：

☑ 头晕 ☑ 神疲乏力 ☑ 失眠健忘

☑ 胸闷 ☑ 肢体麻木 ☑ 心悸

较重时会出现：

☑ 目眩 ☑ 胸闷气短 ☑ 心慌

☑ 胸痛 ☑ 口角歪斜 ☑ 乏力

长期血脂高容易引发：

　　动脉粥样硬化、冠心病、周围动脉疾病等,表现为心绞痛、心肌梗死、脑卒中和间歇性跛行（肢体活动后疼痛）,少数高血脂还可出现高脂血症眼底改变。

　　蹲着干活气短。血黏度高的人肥胖者居多,这些人下蹲困难,有些人根本不能蹲着干活,或者蹲着干活时胸闷气短。这是因为人下蹲时,回到心脏的血液减少，加之血液过于黏稠，使肺脑等重要脏器缺血，导致呼吸困难、憋气。

阵发性视力模糊。有些中老年人平时视力还可以，但常有暂时性视力模糊的情况。这是因为血黏度高的人血液不能充分营养视神经，使视神经和视网膜暂时性缺血缺氧，导致阵发性视力模糊。如果中老年人存在上述症状，应该进行必要的检查和治疗。

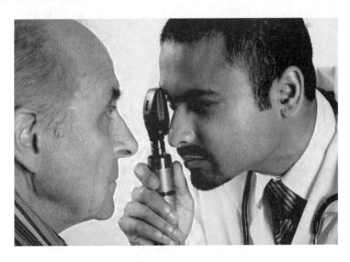

5.1.2 血管粥样硬化的由来与预防

（1）"粥"样硬化的由来

众所周知，血液对于人体的整个生命活动起着至关重要的作用，人体内的血液必须长年累月、一刻不停地在血管中流动。在血液不断循环的过程中，血管内皮会因为高血压、糖尿病、高血脂、吸烟、肥胖、高脂饮食、缺乏运动等因素造成损伤，当血管内皮出现损伤后，血液中的脂质成分，主要是甘油三酯、低密度脂蛋白胆固醇等，就会在内皮损伤处发生沉积，加上血小板的黏附、聚集，逐渐在内皮下层形成富含脂肪的泡沫细胞和脂肪条。时间长了，这些泡沫细胞和脂肪条就会逐渐扩大融合成片，在血管内壁上形成黄色的像小米粥一样的斑块，这就是医学中所说的粥样硬化斑块。其后果就是使血管内皮变得粗糙不平，动脉管壁增厚并且变硬变脆、弹性降低，管腔也随之越来越窄，进而阻碍血液在血管中的顺畅运行，影响人体各组织器官的血液供应，引发心脏和大脑等重要器官不同程度的病变。

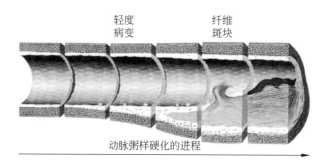

动脉粥样硬化的进程

（2）三处动脉硬化最危险

动脉粥样硬化是一种全身性疾病，但是全身各处的动脉硬化对人体健康的危害是不一样的，其中有三处最危险的动脉粥样硬化区。一是心脏的动脉，二是脑组织的动脉，三是颈动脉，这三处动脉一旦发生粥样硬化，会给人体健康带来很大的危害，甚至是致命危害。心脏的动脉，如冠状动脉一旦发生粥样硬化，就是患了冠心病，而且会导致心律失常、心肌梗死、心源性猝死等疾病的发生；脑动脉出现了粥样硬化，患者就会出现记忆力减退、思维能力下降、头晕等症状，严重者会发生脑梗死或是脑溢血等急性脑血管病；颈动脉发生粥样硬化的危害不亚于心、脑动脉粥样硬化，因为颈动脉直接向人体的头部供应血液和氧气，一旦发生粥样硬化，就会直接影响大脑和五官的血液供应，造成脑组织的缺血、缺氧，出现头晕目眩、记忆力差、思维力明显下降等症状，久而久之还会造成大脑萎缩。粥样硬化斑块一旦脱落就会造成脑梗死，出现瘫痪、语言不利、失明等中风表现，甚至危及生命。

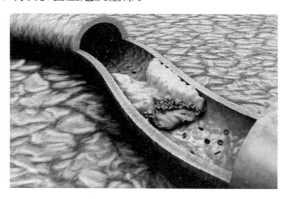

（3）预防应从儿童期抓起

动脉粥样硬化对人体危害严重，我们应该从什么时候开始预防呢？国内外很多研究发现，动脉粥样硬化的发生很多始于儿童期，甚至是婴幼儿时期和胎儿期。这是因为导致动脉粥样硬化发生发展的行为危险因素，特别是不良饮食习惯大都在儿童期就已经形成，其中高脂肪饮食对动脉粥样硬化的发生、发展影响非常大。不过专家也指出，动脉粥样硬化的发生虽然常从儿童时期开始，但是要真正发展为动脉粥样硬化斑块阻塞心脑血管，甚至发生心梗、脑梗等疾病，可能至少还要经过 20 年的时间。因此，专家提醒，防治动脉粥样硬化要从儿童时期抓起，提早进行预防，可有效延缓动脉粥样硬化的发生，比如进行饮食干预，合理搭配膳食，戒烟限酒，防止超重和肥胖，加强体育锻炼，工作生活注重劳逸结合，善于调节心理压力，保持轻松愉悦的心态。

5.1.3 高血压、脑溢血与血管梗死

肥胖的人，皮下脂肪会增厚，使毛细血管大大扩充，血液循环量相对增加。在心率正常的情况下，心搏出量会大为增加，长期负担过重就会诱发左心肥厚，血压升高。

肥胖与高血压密切相关。肥胖者容易患高血压，在儿童时期就有此表现，肥胖儿童有时出现血压波动。一个中度肥胖的人，发生高血压的概率是身体超重者的 5 倍多，是轻度肥胖者的 2 倍多。也有人报道，肥胖者体内血管收缩因子和舒张因子之间的平衡被打破，因而高血压的风险要增加10 倍。

肥胖者容易患高血压的原因主要有以下几方面。

① 肥胖者的血液总容量增高，心脏的输出量增多，每分钟排入血管的血量增加，这是造成肥胖者易于患高血压的重要原因。

② 肥胖者常多食，他们血液中的胰岛素水平常高于不胖的人，这种多食和高胰岛素血症能刺激交感神经功能，使血管收缩，从而增大了血管的外周阻

力,造成血压升高。高胰岛素血症引起肾脏对钠的回吸收增多,增加血液容量,也可使血压升高。

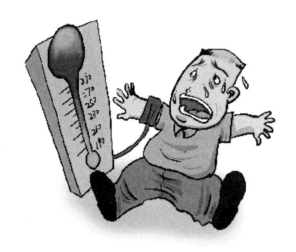

③ 必须引起注意的是,与正常体重的高血压患者相比,肥胖高血压患者同时还容易合并脂质异常症和糖尿病,加之肥胖者的体力活动相对较少,所以动脉硬化的发生危险大大提高了。变硬的血管就难以随着血液的排入而扩张,导致血压进一步升高。

然而,经过减肥,高血压是可以明显减轻甚至完全恢复正常的,在降低血压的同时,减肥还可以减轻糖尿病和脂质异常症,并增强体质,所以也会大大降低心脑血管疾病的危险。如果减肥仍不能使血压降至正常,就应该用降压药控制血压。

悠悠在旁人眼中是位女强人,管理着近 10 万人的微商团队。长期繁重的工作和不规律的饮食,使其 163cm 的身高承载着 72.1kg 的体重,体脂率高达 41.7%,并伴有血压偏高和中度脂肪肝,及由此引发的时常头晕、头疼。通过符合低升糖、富营养、能量负平衡标准的减脂技术管理后,体重降到 46.3kg,体脂率恢复正常,降为 21.3%,由肥胖引起的头晕、头疼症状消失,中度脂肪肝症状也得到改善。

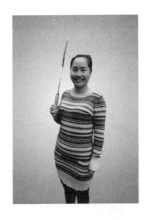 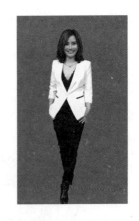

肥胖等级	极度肥胖	极度肥胖	肥胖等级	正常	正常
体重	高	72.1kg	体重	正常	46.3kg
体脂率	高	41.7%	体脂率	正常	21.3%
脂肪	高	30.0kg	脂肪	正常	9.9kg
内脏脂肪	高	17.0	内脏脂肪	正常	4.0
蛋白质	低	7.5kg	蛋白质	低	6.3kg
水分	低	32.0kg	水分	正常	27.7kg
肌肉	正常	39.5kg	肌肉	正常	34.0kg
骨骼肌	正常	28.2kg	骨骼肌	低	24.3kg
骨质	低	2.5kg	骨质	正常	2.5kg

悠悠减脂前　　　　　　　　　　　　悠悠减脂后

注：此数据来自变啦 APP。

科学减脂能明显改善血压偏高引起的相关症状

当血压增高时，脑部的小动脉会收缩。血压越高，血管收缩越剧烈。长时间的血压持续升高，会导致小动脉的血管管壁变硬。变硬的血管，不再能够随血压的高低产生明显的收缩。这就好像是向一条橡皮管中灌水，在适当增加水压时就可以看到橡皮管扩张；而向一条钢管中灌水时，即使水压很高，钢管也不会扩张。长期的高血压会将血管由有弹性的"橡皮管"变成没有弹性的"钢管"。其结果是：当血压下降时，脑部就会出现供血不足，引起脑组织缺血；相反，血压升高时，血液对血管灌注过度，对血管壁的压力增加，而血管壁又不可能像钢管一样结实，这时就会破裂出血。脑出血患者最常见的表现是昏迷、呼吸浅慢、不同程度的瘫痪，如颅压高可能出现剧烈头痛伴喷射状呕吐，严重者可在数小时内死亡。

高血压六大并发症
——条条要人命

动脉硬化
血压持续升高会导致血液的黏稠度增加，引起动脉硬化，造成血管脆化，极易造成血管破裂，导致心绞痛、心肌梗塞等疾病。

脑中风
脑中风具有发病率高、致残率高、死亡率高三个特点。据统计我国每年发生脑中风病人达200万，发病率高达120人／10万人。

心脏病
长期高血压不断恶化会导致左心室衰竭，主要表现为：劳累、心悸、心慌、气短，严重时会诱发肺气肿、口唇紫绀，随时有死亡危险。

肾衰竭
高血压导致肾小球小动脉硬化，造成肾脏排泄功能障碍，水盐代谢和酸碱平衡发生紊乱，出现尿毒症。

冠心病
高血压病人得冠心病的概率要比正常人高2~4倍，高血压病程越长，冠心病的发病率就越高。长期高血压不治疗的患者有50%死于冠心病。

糖尿病
高血压患者患糖尿病的几率是正常人的3倍，许多高血压病人经常伴有糖尿病，加速了心脑血管、肾脏、神经视网膜等多处病变。

由于血脂或者血糖增高，血液黏稠度增加，导致血管内杂质沉积较多，血管壁弹性降低，久而久之容易引起毛细血管血流缓慢，甚至导致毛细血管堵塞不通畅，引发我们常说的心梗或者脑梗等。

5.1.4 老年痴呆症与肥胖的关系

关于老年痴呆症与肥胖的研究如下。

老年痴呆症是一种因脑部退化而形成的疾病。其症状包括失忆、判断力欠佳及语言能力逐渐衰退等。研究人员曾对几百名瑞典妇女进行了为期18年的身体状况调查，发现肥胖会导致脑萎缩和老年痴呆症。

调查首次揭示了肥胖与老年痴呆症的关系。调查发现，身体肥胖的老龄妇女更容易患老年痴呆症。妇女如果在70岁左右很胖，那么她们在80多岁时患老年痴呆症的几率将比他人大得多。老年痴呆症是一种渐进的、有破坏性的病症，它以未知的机制损害脑细胞，导致失忆。目前，美国有 400 万名老年痴呆症患者，预计到 2050 年将上升到 1400 万名。

专家认为，控制体重能避免痴呆，提高老年人的生活质量。老年人在 70 岁以后，BMI 每增加一个点，患病的危险就会增加 36%。引发老年痴呆症的原因很多，有些是不能人为控制的，比如年龄；而有些是可以控制的，比如体重。另外，多进行智力游戏，如下象棋、打桥牌、演奏乐器或从事其他锻炼思维能力的活动，都能显著降低老年痴呆症的发病率。

研究人员指出，老年痴呆要及早预防。65 岁以上的人群是老年痴呆症的高危人群。年纪越大，患病的几率越高。65～74 岁的人群中，有 3% 的老年痴呆症患者，85 岁以上则高达 50%。如果你或你身边的人有以下症状，就应该引起重视：①记忆力减退，经常毫无理由地忘事。②无法从事本来胜任的工作。如果偶尔一次忘记炉子上正煮着东西，开饭的时候忘了上这个菜，那很正常。可是，老年痴呆症患者不但会忘了上菜，而且根本想不起来这道菜是谁做的。③语言出现障碍，说起话来前言不搭后语。④忘记时间和地点概念。老年痴呆症患者常常在自家附近走失，却搞不清自己在哪儿，在干什么。⑤丧失判断力，比如大夏天套上好几件衣服，或穿睡衣就去逛商店。⑥抽象思维能力减退，连简单的算术题都做不出来。⑦乱放东西，如把熨斗放在冰箱里，或把手表放在糖罐子里。⑧情绪毫无理由地大起大落。⑨性格在短期内有急剧改变，一个和蔼的人会变得暴躁、多疑、不可理喻。⑩失去主动性，厌倦家务活、工作和社交。

瑞典医学人员经研究指出，肥胖会对大脑造成不良影响。成年期肥胖的女性更有可能导致脑部组织损失，这种被称为脑部萎缩的现象会造成脑部功能受损和痴呆。

【老年痴呆症的预防】

① 预防动脉硬化、高血压和肥胖等生活习惯病。

② 适度运动，维持腰部及脚的强壮。手的运动也很重要，常做一些复杂精巧的手工会提高脑的活力，做菜、写日记、吹奏乐器、画画等都有预防痴呆的效果。

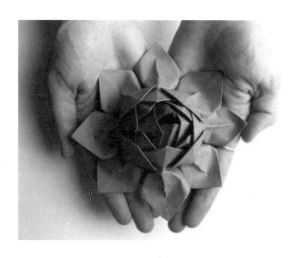

③ 避免过度喝酒、抽烟,生活有规律,喝酒过度会导致肝机能障碍、引起脑机能异常。一天喝酒超过 0.3L 以上的人比起一般人更容易得脑血管性痴呆。抽烟不只会造成脑血管性痴呆,也是造成心肌梗死等危险疾病的重要原因。

④ 饮食均衡,避免摄取过多的盐分及动物性脂肪。一天食盐的摄取量应控制在 6g 以下,少吃动物性脂肪及糖,蛋白质、食物纤维、维生素、矿物质等都要均衡摄取。

⑤ 避免跌倒,头部摔伤可能会导致痴呆,高龄者必要时应使用拐杖。

⑥ 对事物常保持高度的兴趣及好奇心,可以增加人的注意力,防止记忆力减退。老年人应该多做些感兴趣的事及参加公益活动、社会活动等来强化脑部神经。

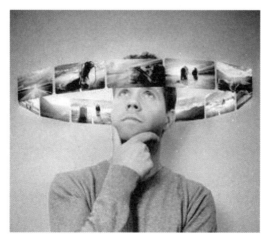

⑦ 要积极用脑，预防脑力衰退，即使在看电视连续剧时，随时说出自己的想法也可以达到活跃大脑的目的。读书、发表心得、下棋、写日记、写信等都是简单而有助于提高脑力的方法。

⑧ 关心周围的人或事，保持良好的人际关系，找到自己的生存价值。

⑨ 保持年轻的心，适当打扮自己。

⑩ 避免过于深沉、消极、唉声叹气，要以开朗的心情面对生活。高龄者常需面对退休、朋友亡故等失落的经历，很多人因此得了忧郁症，导致免疫机能降低，没有食欲和体力，甚至长期卧床。应以积极、开朗的心情应对。

5.2 肥胖与呼吸系统疾病

5.2.1 打鼾与睡眠呼吸暂停综合征

中国有两亿人睡觉时打呼噜，其中有五千万人会在呼噜中发生睡眠呼吸暂停综合征。打呼噜有两种，一种呼噜是每一声都一样沉闷，吵得别人睡不着觉，自己睡得却很香。另外一种呼噜是打着呼噜突然出现一声"刹车"的声音，然后仿佛没气了，就是呼吸暂停了。患有睡眠呼吸暂停综合征的人基本上一晚上会发生 20～30 次呼吸暂停。前一种呼噜只是吵得别人睡不着觉，而带来呼吸暂停的呼噜却极其危险。

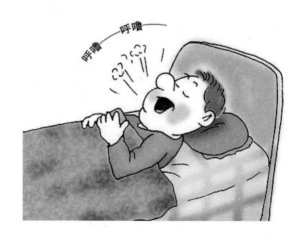

为什么有的呼噜声音是高鼻音？什么样的情况下声音是尖的？哨子吹的声音尖吗？哨子长什么样？哨子的后半部分一定是特别宽，到嘴的地方特别窄，所以出来的声音才尖。如果呼噜声音是尖的，说明后面的气管是宽的，突然到某个地方气管变窄了，然后气流快速通过这个狭窄的地方，就变成高频，说明他的气管狭窄了，气管被脂肪堵住了。在很窄的一块，后面的气流还在走，于是这个地方的气流速度特别快，刺激了气管壁，很快气管就会发生"扭麻花"，于是氧气过不去了，二氧化碳排不出来了，就没气了。

大脑是不储备糖原和氧气的，所以一旦缺氧大脑细胞马上开始坏死。当二氧化碳排不出去时，呼吸道周围的碳酸浓度迅速增大，碳酸积累到一定程度，撑开气管，于是人又开始呼吸了。一晚上持续这样的呼噜，每次死亡几十万个脑细胞，第二天早上起来可能觉得没什么事，因为人的大脑有几十亿个脑细胞。但每天晚上死几十万个脑细胞，十几年二十年以后，等到人六十岁的时候，两个脑半球可能到处是坏死的细胞点，这时候人就会患上老年痴呆症。

5.2.2 肥胖与心脏病

肥胖问题已经成为当前全球性的公共卫生问题，肥胖与心脏病高度相关，严重威胁着人类的健康。一直以来，人们认为肥胖患者中存在众多心血管相关危险因素，而肥胖增加心脏负担的原因主要有以下几个方面。

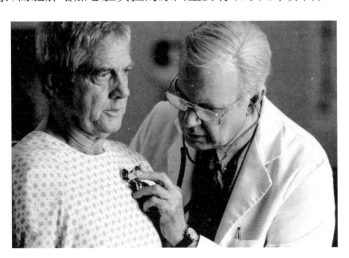

① 血液总量增多。大家知道，正常人体的心脏就像一个水泵，不停地收缩和舒张，维持着血液的循环流动，人体血液的总量增多，就会增加心脏的工作负荷。肥胖者由于血液中储存了过多的脂肪，所以血液总量也相应地增加了很多。为了适应这种状态，心脏就会相应地增加收缩的力量，当心脏不堪重负时，它就无法再有效地泵血，造成血液积聚在心血管系统的状态，重者甚至出现明显的心功能衰竭。所以说肥胖增加心脏负荷的第一个原因是肥胖者血量的增多。

② 心肌收缩能力下降。肥胖者常有动脉粥样硬化和心肌脂肪浸润，心室肌肉可能发生代偿性肥厚，而肥厚的心肌其弹性就会下降，心肌细胞本身得到的血液供应也不充足，结果造成心脏功能的进一步下降。

③ 合并其他疾病。众所周知，肥胖者容易患高血压、脂质异常症、高血黏稠度和糖尿病，这些并发症又会影响心脏，导致冠心病。具体地说，高血压者的血管经常处于收缩状态，导致心脏负担过重；脂质异常症者的动脉内壁容易出现脂斑，变得不光滑；高血糖者的血液黏稠度增加；而高血黏稠度又可增加血液流动时的阻力，这些改变均可增加心脏的负担。所以，肥胖者容易发生心绞痛、心肌梗死和心律失常，甚至造成猝死。

由此看来，肥胖者的心脏实在是危机四伏，应该好好警惕，及时防治。有人发现，体重降低 10%，冠心病的危险减少 20%。

依霖是一名医生，同时也是一个减肥老兵。体重最高时达 84.6kg，长期伴有因此引起的心脏憋气、胸闷症状。这让身在医学世家，深知肥胖危害的全家人忧心忡忡。经过近 3 个月的健康减脂管理技术的干预，遵循能量负平衡、低升糖、富营养原则，体重降至 61.9kg，心脏憋气和胸闷的症状完全消失。

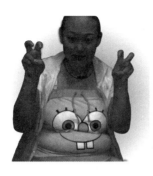 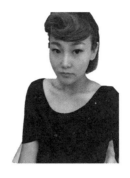

肥胖等级	极度肥胖	极度肥胖	肥胖等级	重度肥胖	重度肥胖
体重	高	84.6kg	体重	正常	61.9kg
体脂率	高	45.9%	体脂率	高	29.1%
脂肪	高	38.8kg	脂肪	高	18.0kg
内脏脂肪	高	21.0	内脏脂肪	正常	8.0
蛋白质	低	8.3kg	蛋白质	低	7.9kg
水分	低	34.9kg	水分	低	33.3kg
肌肉	正常	43.2kg	肌肉	正常	41.2kg
骨骼肌	正常	30.8kg	骨骼肌	正常	29.4kg
骨质	低	2.6kg	骨质	低	2.7kg

依霖减脂前　　　　　　　　　　　　依霖减脂后

注：此数据来自变啦 APP。

科学减脂将显著改善肥胖所引起的心脏憋气、胸闷症状

5.3　哭诉的肝脏

5.3.1　从脂肪肝到肝癌

脂肪肝是指由于各种原因引起的肝细胞内脂肪堆积过多产生的病变，它形成缓慢，有轻有重，大多数轻度脂肪肝患者是没有症状的，少数人会有食欲

不振、疲倦乏力、胸闷、隐约疼痛等感觉。

虽然说肝癌发病的危险因素很多，脂肪肝并不是肝癌的危险因素，脂肪肝疾患本身与原发性肝癌的发生无直接关系，但也不能因此对脂肪肝掉以轻心。脂肪肝的某些病因，如饮酒、高血脂、糖尿病、肥胖、营养过剩、营养不良、药物及有毒物质损害等，既是脂肪肝的发病因素，也是肝癌的发病因素。

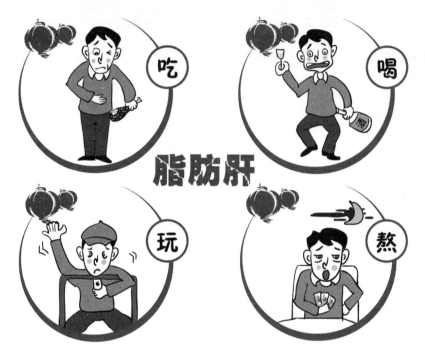

有长期饮酒习惯的人也会感觉全身倦怠、疲劳、肝区隐痛等症状，出现脂肪肝，说明肝细胞受损。肝细胞长期受损的主要表现是转氨酶等肝功能指标升高，内在表现为肝细胞纤维化，日积月累，当纤维化的肝细胞数量多于正常肝细胞时，肝脏功能逐渐丧失并发生肝硬化甚至肝癌。脂肪肝对肝癌的发生存在一个推动力，会增加癌变的概率，因此，对脂肪肝患者来说，真正可怕的不是脂肪肝本身，而是肝损伤。

脂肪肝是肝细胞内脂肪过多产生的病变，此时虽然肝细胞本身是完好的，但是其功能会慢慢下降。肝脏担负着解毒、代谢、分泌胆汁、免疫防御等功能，60％的功能是储备，脂肪肝会导致储备功能下降。正常情况下，不会影响健康。但是一遇到特殊情况，如出现感染或摄入毒物，需要肝脏解毒时，患有脂肪肝的人会比正常人更易衍化为重症。

据统计,脂肪肝如不进行科学治疗,约有 25% 可能发展为肝纤维化, 1.5%～8%可能发展为肝硬化。这是因为大量的肝细胞内脂肪长期堆积,使其血液供应、氧气供应及自身的代谢受到影响,造成肝细胞大量肿胀、炎症浸润及变性坏死,最终会导致肝脏有纤维增生及假小叶形成。从非酒精性脂肪肝到肝癌仅需三步:

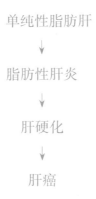

第一步:发展为脂肪性肝炎。

首先是肝脏"长胖"后的单纯性脂肪肝,发展为脂肪性肝炎,单纯性脂肪肝继续增加,肝脏就变成了"仓库",进入体内的脂肪覆盖在肝脏上,肝脏好像穿上了厚厚的"棉衣",呼吸困难,营养也难以送达,肝脏会开始反抗发炎,即脂肪性肝炎。

第二步:发展为肝硬化。

炎症继续发作,就会刺激肝脏内纤维组织增生,"棉衣"逐渐加厚变硬,也就到了肝硬化。

第三步:发展为肝癌。

肝硬化之后,如果患者还伴有糖尿病、肥胖、高血脂、内分泌紊乱,人体的内环境和免疫系统的功能异常,就会导致免疫系统监督肿瘤发生的功能下降,不能清除异常的变异细胞,进而癌变。

5.3.2　胆囊背黑锅

肝和胆是人体关系密切的两个器官,不论是物理位置还是生理功能都有着千丝万缕的联系,因此肝癌与胆囊癌也往往有着许多相似的情况。

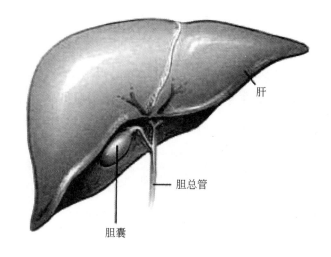

肝

胆总管

胆囊

肝癌是发生于肝脏的恶性肿瘤，日常说的肝癌多指原发性肝癌，是临床上最常见的恶性肿瘤之一；而胆囊癌泛指原发于胆囊的恶性肿瘤，虽然发病率较低，但因其恶性程度高、易早期转移、难以早期发现、对化疗药物不敏感等特点，因而术前确诊为胆囊癌的患者其远期疗效差于肝癌。

过去有很多患有胆囊结石的人胆囊特别大，有的人就把胆囊给摘除了，一吃油性的东西就会拉肚子，吃不了红烧肉，因为原来吃了红烧肉以后，胆囊就会分泌胆汁酸，胆汁酸把红烧肉分解为乳液分泌状的东西，然后小肠摆动吸收进入血液。胆囊没了，胆汁酸就没了，没了胆汁酸肥肉就分解不了，于是就从大便里排出来。胆囊结石与肥肉是不是密切相关，与脂肪密切相关呢？喜欢吃肥肉的人特别容易胆管发炎，因为它需要分泌很多的胆汁酸，胆管会被撑得很大，所以肥胖的人就很容易胆管发炎，然后大量分泌胆汁酸，胆汁酸分泌过多后胆管就会逐渐变得很干，于是就形成了胆囊结石。

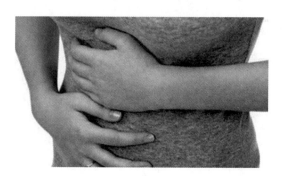

5.4 每多胖一天——患糖尿病的风险就高出一分

5.4.1 什么是糖尿病

随着我国经济的飞速发展,人们的生活水平逐渐提高,而糖尿病的发病率也在疯狂上升。相关统计数据显示,中国已经成为世界糖尿病大国,显性糖尿病——被诊断为糖尿病的人口高达 9200 万,患病率高达 9.7%;而隐性糖尿病——处于糖尿病前期的人口更是超过 1 亿。

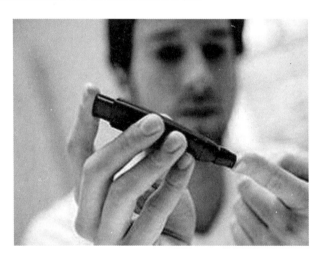

糖尿病是一种由于胰岛素分泌缺陷或胰岛素作用障碍所致的以高血糖为特征的代谢性疾病。临床上以高血糖为主要特点,典型病例可出现多尿、多饮、多食、消瘦等表现,血糖一旦控制不好会引起并发症,导致肾、眼、足等部位的衰竭病变,严重者会造成尿毒症。

【糖尿病的早期症状】

(1) 吃饱就困

表明你的饮食结构有缺陷。长期吃下去易得糖尿病。

(2) 苹果身材

苹果形身材(腰部更粗)人群内脏脂肪更多,胰岛素抵抗和糖尿病前期危险更大。

（3）手足麻木

糖尿病可引起末梢神经炎，出现手足麻木、疼痛以及烧灼感，也有的人会产生走路如踩棉花的感觉。

（4）三多一少

食量明显增加，而体重下降，伴多饮、多尿。

（5）皮肤出现瘙痒症状

瘙痒往往使人难以入睡，特别是女性阴部瘙痒更为严重。

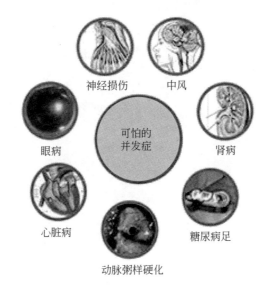

神经损伤　　中风

眼病

可怕的
并发症

肾病

心脏病

糖尿病足

动脉粥样硬化

【糖尿病高危人群的诊断标准】

① 年龄≥45 岁者；体重指数≥24 者；以往有葡萄糖耐量异常或空腹血糖调节受损者；或糖化血红蛋白 Alc 位于 5.7％～6.5％者。

② 有糖尿病家族史者。

③ 有高密度脂蛋白胆固醇低（＜0.9mmol/L）或甘油三酯高（＞2.8mmol/L）者。

④ 有高血压（成人血压≥140/90mmHg）或心脑血管病变者。

⑤ 年龄≥30 岁的妊娠妇女有妊娠糖尿病史者；曾有分娩大婴儿≥4kg

者;有不能解释的滞产者;有多囊卵巢综合征的妇女。

⑥ 常年不参加体力活动者。

⑦ 使用糖皮质激素、利尿剂等。

5.4.2　胰岛素与血糖

血糖的高低直接影响糖尿病患者的病情,而胰岛素则是为了稳定血糖而研究的一种药物。血糖是指存在于血液中的游离葡萄糖。体内各组织细胞活动所需的能量大部分来自葡萄糖,所以血糖必须保持一定的水平才能维持体内各器官和组织的需要。胰岛素是通过与组织细胞膜上胰岛素受体结合(就像钥匙与钥匙孔)而发挥促进血液中葡萄糖进入细胞内的作用。

血糖随血液流经全身,与全身的组织细胞代谢有密切关系,因此,血糖的稳定与否影响身体的正常生理活动机能。正常情况下,血糖处于一种动态平衡状态,每日消耗与补充同时进行。而糖尿病患者的血糖则是不稳定的。胰岛素则是生理状态下唯一降血糖的激素,胰岛素能组织肝脏输出糖,促进葡萄糖的转运与利用,调节糖的合成,抑制糖的异生。血糖水平与胰岛素之间相互制约,维持血糖与胰岛素水平的稳定。

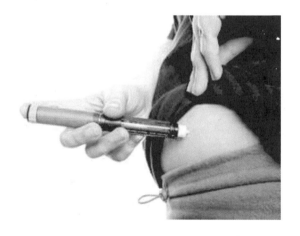

那么,糖尿病患者要尽量多地使用胰岛素吗? 胰岛素虽然可以降低血糖,但是胰岛素会对糖尿病患者造成一定的伤害。胰岛素是一种激素,会促进肿瘤组织的生长。在临床上有很多糖尿病患者,30 多岁就得了糖尿病,医疗条件也比较好,患病后一直使用胰岛素控制,结果到 60 多岁的时候再打胰岛素血糖却降不下去,胰岛素不起作用了,机体形成了耐药性,紧接着可能出现肾脏损伤,血压飙升,双目失明,下肢截肢,心肌梗死等状况。

5.4.3 糖尿病的类型与危害

糖尿病按病因可以分为:原发性糖尿病(平常所谈论的糖尿病)、继发性糖尿病以及其他原因引起的糖尿病。一般在临床中,都采用世界卫生组织(WHO)提出的以糖尿病病因学分类为基础的分类法。分类法建议将糖尿病分为 4 大类型,即Ⅰ型糖尿病,Ⅱ型糖尿病,其他特殊类型糖尿病和妊娠糖尿病,继发性糖尿病。

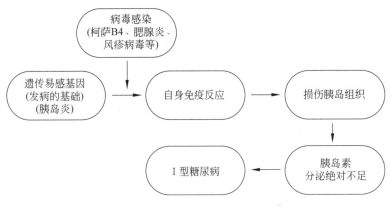

Ⅰ型糖尿病的形成原因

（1）Ⅰ型糖尿病(胰岛素依赖型)

Ⅰ型糖尿病患者占糖尿病患者总数的 5%～10%。发病年龄多在 30 岁以下,成年人、老年人发病较少。Ⅰ型糖尿病患者需依赖注射胰岛素,否则会出现酮症酸中毒,如不及时治疗则可能出现生命危险。患者可能突然出现酮症酸中毒,甚至昏迷,或在几天或 10 多天内体重减轻 5～10kg,对胰岛素敏感,体瘦,但有少数病人发病慢,也有些患者发病时为非胰岛素依赖型,以后逐渐转变为胰岛素依赖型糖尿病。

（2）Ⅱ型糖尿病(非胰岛素依赖型)

Ⅱ型糖尿病患者占糖尿病患者总数的 80%～90%。多数发病在 35 岁以后,起病缓慢、隐匿,有些病人是在健康体检时发现的。体重超重或肥胖者居多。Ⅱ型糖尿病往往在成年后,特别是老年时发病,但也可能在儿童期发病,平时一般可以不用胰岛素治疗。

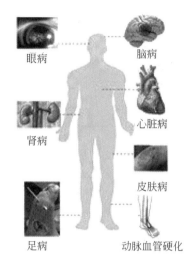

眼病
脑病
心脏病
肾病
皮肤病
足病
动脉血管硬化

糖尿病并发症

【诊断】

糖尿病的诊断标准

任意血糖≥11.1mmol/L
空腹血糖≥7.0mmol/L
糖化血红蛋白≥6.5%

【分类】糖尿病类型

	Ⅰ型糖尿病	Ⅱ型糖尿病
病因	胰岛素分泌缺乏,必须依赖胰岛素治病并维持生命	胰岛素分泌量并不低,主要是机体对胰岛素不敏感(即胰岛素抵抗)

（3）其他特殊类型和妊娠糖尿病

Ⅰ型和Ⅱ型糖尿病的病因不太清楚,称为原发性糖尿病;其他特殊类型糖尿病则一般都有病因可查,如胰腺疾病造成的胰岛素合成障碍,或同时服用了能升高血糖的药物,或其他内分泌原因引起对抗胰岛素的激素分泌太多、长期营养不良、蛋白质摄入量较低等;妊娠糖尿病是妇女在妊娠期间诊断出来的一类特有的糖尿病,是指妇女妊娠期间患上的糖尿病。临床数据显示,有 2%～3% 的女性在怀孕期间可发生糖尿病,有近 35% 的妊娠女性会出现妊娠期糖尿病症状,这些女性可能会发展成为Ⅱ型糖尿病。

（4）继发性糖尿病

继发性糖尿病是指已有明确病因的一类糖尿病,如胰腺切除、急慢性胰腺炎、皮质醇增多症、肢端肥大症等。另外,长期服用某些药物也可引发糖尿病,如泼尼松、氢氯噻嗪等。继发性糖尿病比原发性少见。我们所说的糖尿病,除非特殊说明,一般都是指原发性糖尿病。

【糖尿病的危害】

① 对心脑血管的危害。心脑血管并发症是糖尿病致命性并发症。

② 对肾脏的危害。由于高血糖、高血压及高血脂，肾小球微循环滤过压异常升高，促进糖尿肾病的发生和发展。早期表现为蛋白尿、浮肿，晚期则发生肾功能衰竭，是Ⅱ型糖尿病最主要的死亡原因。

③ 对周围血管的危害。糖尿病对周围血管的危害，主要以下肢动脉粥样硬化为主。糖尿病患者由于血糖升高，可引起周围血管病变，导致局部组织对损伤因素的敏感性降低和血流灌注不足，在外界因素损伤局部组织或局部感染时较一般人更容易发生局部组织溃疡，这种危险最常见的部位就是足部，称为糖尿病足。

④ 对神经的危害。糖尿病神经病变是糖尿病最常见的慢性并发症之一，是糖尿病致死和致残的主要原因。糖尿病神经病变以周围神经病变和植物神经病变最为常见。

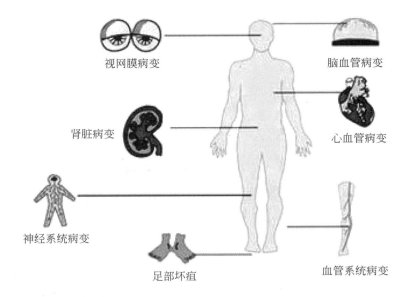

视网膜病变 脑血管病变

肾脏病变 心血管病变

神经系统病变

足部坏疽 血管系统病变

【对不同人群的危害】

男性：糖尿病的发生可造成男性前列腺肥大，排尿困难，如果是中年男性，可导致夫妻生活不和谐。

女性：患有糖尿病的女性特别容易出现自发性流产或者胎儿畸形等现象。

儿童：糖尿病病程长的儿童特别容易产生糖尿病并发症。

老人：容易引发糖尿病并发症、低血糖、白内障等危害。

孕妇：糖尿病会使孕妇在生产的时候发生难产，生出的孩子成为巨大儿。

5.4.4 肥胖与血糖的关系

血清中的糖称为血糖，绝大多数情况下都是葡萄糖，来源于我们吃进去的碳水化合物食物，比如水果、主食、糖等。

正常情况下，人体的血糖能维持在一定的平衡状态：吃东西→血糖升高→身体分泌更多胰岛素→促进血糖转化为脂肪和糖原→血糖降低→胰岛素减少。

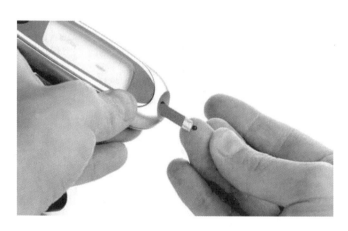

如果你不幸属于耐糖能力弱的人（约占人群的 1/4），加上平时不注意饮食，血糖值可能在短时间内突然增高，且难以在胰岛素的作用下降低，由此可能引发胰岛素抵抗。血糖对胰岛素的刺激变得不敏感，血糖一直很高，胰岛素分泌更多。而胰岛素是促进脂肪合成、抑制脂肪分解的。所以，人就会越来越胖了。

世界卫生组织在糖尿病诊断标准中指出：正常人在清晨空腹血糖为 3.9～6.1mmol/L；糖尿病症状为早晨空腹血糖≥7.0mmol/L 或任意血糖≥11.1mmol/L 即可诊断为糖尿病；而空腹血糖为 6.1～6.9mmol/L，餐后血糖为 7.8～11.1mmol/L 是糖尿病前期(空腹血糖受损或糖耐量受损)。

值得注意的是，一般的常规年度体检都只检查空腹血糖，事实上很多空腹血糖正常的人，餐后血糖也会过高。而餐后血糖过高是需要注意和控制的。

一个人的血糖值越稳定，体重也越稳定。但是如果你经常暴饮暴食，或者饥一顿饱一顿，血糖就像过山车，那么你也更容易发胖。而血糖值长期处在一个较高的状态下，内脏脂肪就会增厚，导致腰围变大。

压力型肥胖的根源也和血糖有关系：很多人都觉得自己越忙越胖，这是因为压力会令荷尔蒙增加导致血糖值上升。

血糖必然会影响体重，进食让血糖水平升高，最终会导致肥胖，因而想要减肥就要调控好身体的血糖水平。

5.4.5 低升糖指数饮食对糖尿病患者的价值和意义

升糖指数是指食物中的碳水化合物令身体血糖上升的幅度，指数越高，血糖上升幅度越大。长期或经常吸收高升糖指数的饮食，患糖尿病及其并发症的风险就越高。国际上多年的研究发现了一种非药物治疗糖尿病的方法，叫作低升糖指数(Low Glycemic Index)饮食，这个方法最开始其实是用于治疗肥胖病，而不是治疗糖尿病的，后研究发现，选择低升糖指数食物来代替传统高升糖指数食物，对于糖尿病患者的中期血糖控制具有临床效用。当升糖指数低于 55，便被定为低升糖指数。

胰岛素用于治疗糖尿病时，一般患者开始都是注射 15 个单位，慢慢升到 20 个单位，再涨到 30 个单位，控制不住就注射 50 个单位，之后是 80 个单位。注射 30 个单位以上的患者其胰岛基本上已经坏死，这种病人永远不可能采用饮食治疗取代胰岛素。注射多少胰岛素取决于给了多少糖，如果开始食用低升糖指数食物，对胰岛素需求就会减小，所以虽然还在注射胰岛素，但注射的剂量可以明显降低。

例如，患者胰岛素注射到 50 个单位，前几天可能没有什么事，到第三天就开始头晕、头痛甚至出现各种低血糖症状，说明血糖降下来了，但是不能让他降到低血糖的程度。于是胰岛素就减量成 40 个单位,再看注射完以后的反应,如果注射完胰岛素几天以后,又出现低血糖症状,可再减量成 20 个单位。

胰岛素降下来的意义是什么? 任何一种东西只要持续用一定会产生适应性,会产生耐药性,一旦耐受胰岛素就意味着你眼睁睁地看着血糖居高不降,血管受损伤变细,严重者下肢坏死,双目失明,直至心肌梗死。胰岛素的用量越大,患者产生的耐受性就越强。

胰岛素是激素,会刺激癌细胞的生长,所以降低了胰岛素用量,可以降低癌症的风险,其意义不在于停药,而在于降低用量,对于 30 个单位以下的或是口服的人群,是不是最后可以停药? 英国研究表明,选择食用特定低升糖指数食物代替传统高升糖指数食物 92 天后停药可以保持 5 年,5 年后大概需要一个月的药物治疗,然后又可以保持 5 年。

糖尿病患者愿意打胰岛素还是吃低升糖食品? 当然如果要控制体重,你的饮食还需要符合能量负平衡、富营养的标准,因为控制体重对糖尿病的管理非常重要。

5.5 不孕不育——调节内分泌是关键

5.5.1 什么是内分泌

人体内有很多分泌腺体,如甲状腺、胰腺、汗腺及性腺等,它们都具有分泌功能。分泌的方式可分为外分泌与内分泌两种。腺体产生的分泌物通过管道输出,并直接输送到脏器的腔道或体表,其分泌物呈液体状的,称为外分泌,如胰腺分泌的胰液通过胰管到小肠,汗腺分泌的汗液到体表。而内分泌则是人体的一种特殊分泌方式,它是由内分泌腺分泌的。内分泌腺不具有导管,其分泌物称为激素,它们是通过血液或淋巴输送到全身的,并且在特定的部位发挥作用,如甲状腺产生的甲状腺激素,直接分泌入血,随血液循环到身体的某些部位产生效应。

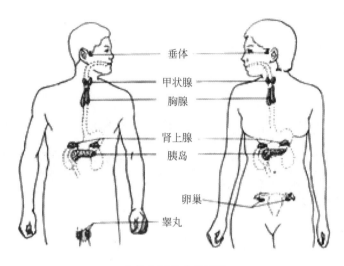

人体主要的内分泌腺

进行内分泌的腺体称为内分泌腺,其内分泌物称为激素。激素的影响范围颇广,涉及机体的生长、发育、适应环境、应激等。就内分泌系统而言,它与中枢神经系统在生理功能上紧密联系,密切配合,相互作用,调节机体的各种功能,维持体内环境的相对稳定,以适应机体内外环境的各种变化及需要。内分泌系统间接或直接地接受中枢神经系统的调节,也可以把内分泌系统看成中枢神经调节系统的一个部分。内分泌系统分泌各种激素,和神经系统一起调节人体的代谢和生理功能。正常情况下各种激素是保持平衡的,如某种原因打破了这种平衡(某种激素过多或过少),则会造成内分泌失调,其临床表现如下。

① 月经不调:内分泌失调的患者,常见的症状就是月经不调,主要是由于卵巢雌激素分泌水平过高或过低等导致的。

② 肥胖:很多内分泌失调的患者会有肥胖的表现,而肥胖也容易引起内分泌失调,这与本人的内分泌调节以及饮食习惯等有关。

③ 皮肤变差:一般女性内分泌失调,很容易出现黄斑、色斑等,影响女性的皮肤。

④ 不良情绪:脾气暴躁也是内分泌失调患者常见的一种症状,一般是由于内分泌功能下降导致的。

内分泌紊乱,也可称为内分泌失调,男女均有,但以女性的症状更为明显,也易引起关注和相对应预防与治疗。因此，内分泌系统疾病与内分泌系统所包括的器官或腺体、激素水平有密切相关性。

5.5.2 内分泌对女性孕育的影响

女性内分泌失调的人数每年都在上升，这和人们生活压力大、生活环境、日常饮食、熬夜等都有关系。那么女性内分泌失调对女性孕育有什么影响呢？

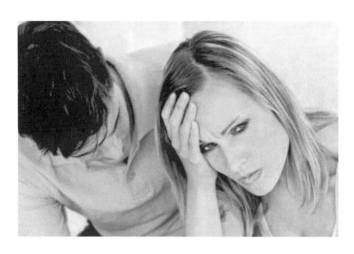

内分泌失调是导致女性不孕的重要原因，下丘脑—垂体—卵巢轴功能正常是女性正常排卵周期建立的基本条件，其中任何一个部位功能障碍，激素分泌过多或过少，导致新陈代谢功能紊乱，都可能导致不排卵，以致减少排卵或无排卵、闭经、多囊卵巢综合征、多毛症与男性化、高催乳素血症、黄体功能不全、功能性子宫出血、排卵期出血、低脂血症（脂肪总量低于体重的 6%）进而造成卵巢功能不全、卵巢早衰等疾病，由于这种内分泌原因导致的不孕症即内分泌失调性不孕。

内分泌失调性不孕的病因比较复杂，主要是排卵功能异常和黄体功能紊乱等。

① 肾上腺因素：肾上腺皮质激素分泌增加，可反馈使垂体激素及卵巢分泌雌激素减少，影响排卵。使女性月经过少、月经后期、闭经而不孕。

② 下丘脑—垂体—卵巢轴：又称为性轴，月经的产生即与性轴有关。性

轴中任何一个环节不正常，都可能使性轴功能失调，继而出现月经失调、功能失调性子宫出血、黄体发育不健全、闭经等病症。

③胰腺因素：胰腺分泌胰岛素，主要功能是调节糖代谢，近年来研究发现它与性轴有一定的关系。女性月经不调、闭经等可能导致不孕不育的问题与胰腺有一定的关系。

④甲状腺：甲状腺功能异常，临床上常见的有甲状腺功能亢进症和甲状腺功能低下症两种疾病。女性患甲状腺功能亢进时可致月经过少、月经后期，甚至闭经；患甲状腺功能低下时则致月经过多、月经先期等。

5.5.3　肥胖与内分泌的关系

肥胖主要分为以下三类。

第一类，单纯性肥胖，是因饮食、运动以及不健康的生活方式所致能量摄入过多而堆积体内，引发肥胖症，并导致内分泌的紊乱。

第二类，内分泌性肥胖，内分泌异常常伴有继发性肥胖症。如甲状腺功能低下、多囊卵巢综合征、皮质功能减退、库欣综合征等疾病均可以导致患者肥胖。内分泌异常常会影响脂肪的代谢，脱脂转化酶（LPA）是人体分解、转化、减少脂肪的核心成分，可以加快脂肪的分解速度。人体内 LPA 越少，人就越容易发胖，还会导致脂肪的长期堆积，这就是为什么有的人吃很少的食物也会胖起来的原因。同样地，也有人体内 LPA 分泌非常多，致使脂肪分解很快。所以内分泌平衡的人是不容易过胖的。

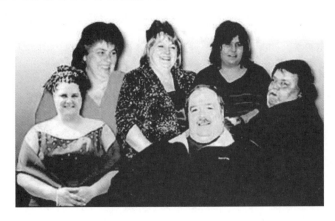

第三类,家族性特发性肥胖。这种情况常常找不到原因,检查内分泌并无异常,吃得也不多,一般有遗传基因和遗传背景。

所以肥胖和内分泌互为因果,肥胖导致内分泌紊乱,内分泌紊乱又加重肥胖!

小乔是一个私营企业主,与丈夫一起打理一家市政公司,同时经营一家服装店。频繁的应酬让身高仅 160cm 的小乔体重达到 76.9kg,肥胖等级为极度,各项指标几乎全部异常,伴有严重的内分泌失调和中度脂肪肝。经过两个月的健康减脂技术的调整,小乔的体重降到 54.5kg,内脏脂肪由 19 降到 7,脂肪肝症状消失,更重要的是内分泌调节正常,月经逐渐变得规律。

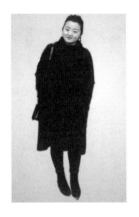 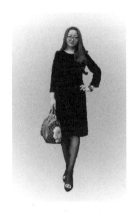

肥胖等级	极度肥胖	极度肥胖	肥胖等级	中度肥胖	中度肥胖
体重	高	76.9kg	体重	正常	54.5kg
体脂率	高	43.7%	体脂率	正常	26.5%
脂肪	高	33.6kg	脂肪	正常	14.4kg
内脏脂肪	高	19.0	内脏脂肪	正常	7.0
蛋白质	低	7.8kg	蛋白质	低	7.1kg
水分	低	33.0kg	水分	正常	30.4kg
肌肉	正常	40.8kg	肌肉	正常	37.5kg
骨骼肌	正常	29.1kg	骨骼肌	正常	26.7kg
骨质	低	2.5kg	骨质	正常	2.6kg

小乔减脂前   小乔减脂后

注:此数据来自变啦 APP。

健康减脂对调节内分泌有明显成效

5.6　肥胖对成年性能力的影响

5.6.1　胖子性冷淡多

　　人类性欲的产生是以性激素的分泌为背景的，而肥胖往往会使性激素分泌出现问题。因为肥胖导致控制性腺发育和运作的脑垂体后叶脂肪化，使垂体功能下降甚至丧失，以及性激素释放减少。而肥胖男子常表现为性功能低下，性欲、勃起、性交、射精、性高潮等环节都不尽如人意，阳痿、早泄、不射精等性功能障碍。

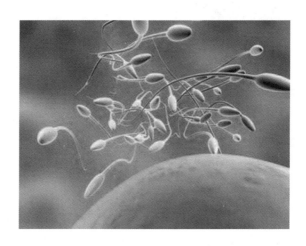

　　如果一个年轻的男性很胖，他的性激素就会下降，这个时候他的太太受孕就会比较困难，因为性激素少，精子数量差、不活跃。精子功能低下，就不容易怀上孩子。即使怀上了，是一个特别弱的精子结合了卵细胞，将来也会影响孩子的身高。

【性冷淡的预防】

　　要想预防性冷淡，首先就要减肥！而减肥最重要的是饮食要符合能量负平衡、低升糖及富营养的要求。适当地参加一些户外活动，对减肥有一定帮助，还可以调节脑力劳动者神经体液失常的情况。遇到烦恼千万不要忧伤，应冷静地思考，不要长期背上精神的负担，一定要放松心情，调整紧张的心态，缓和焦虑不安的情绪。可以多做一些自己比较喜欢的事,如听听音乐、参加集体活动都是可以的,或找家人、亲友聊天谈心,保持心情舒畅,性压抑也会逐渐消失。

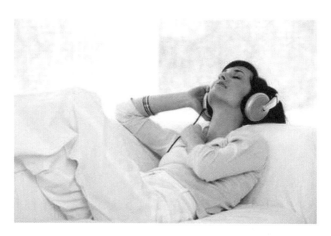

平时在生活中不要有不良的生活习惯,一定要避免不健康的饮食习惯,减少应酬活动,尽量不要酗酒,控制饮食,不暴饮暴食,进餐时间要规律,充分认识到戒烟的重要性和必要性,做到少吸烟,或者不吸烟。

5.6.2 为什么很多男胖子的"丁丁"小

据《印度时报》报道,印度一位性学家在《性功能与肥胖的关系》报告中指出,肥胖会影响男性性功能,男人的体重每超重 5kg,其生殖器就会缩短 1cm。

为什么会这样?

具体原因如下。

首先说说成人肥胖的问题,专家说,成年男性肥胖者的生殖器确实显得小,主要是因为肥胖者的腹部、会阴部脂肪很厚,有一部分外生殖器被厚厚的脂肪包埋了,这样就使阴茎看起来较为短小,但是其实阴茎并没有真的变短,只是有一段被埋在脂肪里了。一旦减肥瘦下来,埋在脂肪里面的那部分就露出来了,就又大了些。

再次说说从小就胖的问题。男孩在青春期如果较胖,会影响生殖器的发育,这是因为,肥胖可使体内雌激素明显增高,从而影响生殖系统发育,并对内

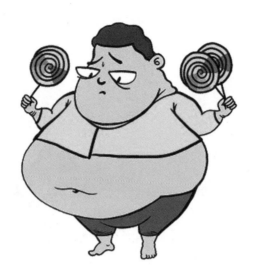

分泌系统产生影响。另外，内分泌紊乱造成下丘脑—垂体—性腺轴分泌异常，性腺激素分泌受到抑制，青春期男孩性腺发育的启动延迟甚至不能启动。那么男胖子要采取什么对策呢？

① 减肥：这个好处已经不用再说了。

② 心态：肥胖会使阴茎看起来较短，这种情况造成的心理阴影往往比阴茎短小本身更有可能影响性生活。

③ 技巧：美国加利福尼亚大学的一名研究员调查了 1000 位性行为活跃的女性，在问及两性方面最看重的内容，其中 83％ 的人认为男人的技巧最重要，而认为"丁丁"尺寸最重要的只占 14％。

5.6.3　调查的真相

男性性欲强烈与否主要取决于体内的雄性激素，男性过于肥胖会导致脂肪增加，使雄性激素过多地转化为雌性激素。雌性激素血浓度可增加 1 倍以上，阻碍性腺素的分泌，导致性功能不同程度降低。

在一些性功能不佳、性生活不理想者中，大腹便便者比率很高。肥胖影响性生活质量的原因来自以下几方面。

① 腹部肥胖，会妨碍阴茎进入阴道，也同样影响性交动作的进行。若夫妇双方都肥胖，会使性交无法在阴道内进行。丈夫肥胖，沉重身体的压迫，会

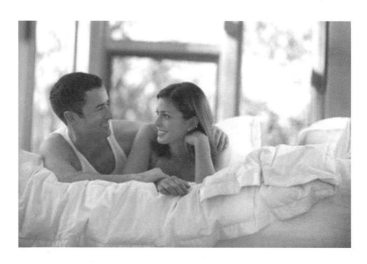

给配偶带来不适,甚至发生性交挤压综合征。

② 肥胖常伴有糖尿病。有 $60\% \sim 80\%$ 的成年糖尿病患者都十分肥胖。糖尿病容易引起神经与血管病变,调控性功能的神经、血管也难免受累。

③ 肥胖常伴有高血压,许多降压药物会影响性功能。

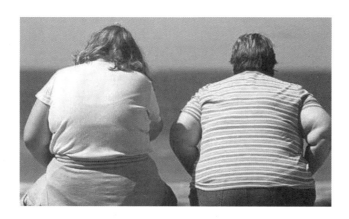

④ 病理性肥胖,尤其是内分泌疾病引起的肥胖,这些疾病本身也会引起性功能异常。

当肥胖影响性生活质量时,要从根本上控制肥胖。要治疗引起肥胖的疾病,进行低升糖、能量负平衡、富营养的饮食管理,再配合适度的运动锻炼,既有助于减肥,也有助于提高性欲。此外,可调整性生活的方式和体位,以提高性生活的质量。

5.7 肥胖与其他疾病

5.7.1 肥胖与睡眠

睡眠与肥胖一直是个热门话题。普通人大多从生活经验出发，想当然地认为睡眠过多会导致肥胖，所以减肥的要诀之一就是减少睡眠时间。而近来一些商家为了吸引公众眼球，反其道而行之，通过对某些科研成果断章取义，大肆吹嘘所谓的"不睡眠减肥法"。其实科学的事情并非这样简单，究竟是睡眠过多还是睡眠不足才是导致现代人肥胖的元凶之一？

前面提到过的睡眠呼吸暂停综合征是一种睡眠时呼吸停止的睡眠障碍，指睡眠时呼吸间隔超过 10 秒以上，打鼾与呼吸暂停交替出现，有时呼吸暂停时间可达到 2～3 分钟，每夜发作数次。最常见的原因是上呼吸道阻塞，经常以大声打鼾、身体抽动或手臂甩动结束。

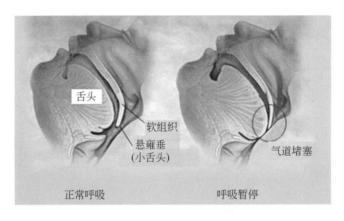

软组织

舌头

悬雍垂
(小舌头)

气道堵塞

正常呼吸　　　　　　呼吸暂停

睡眠呼吸暂停伴有睡眠缺陷、白天打盹、疲劳，以及心动过缓或心律失常和脑电图觉醒状态。呼吸暂停使睡眠变得很浅且支离破碎，患者不能享有优质睡眠，即使睡足 10 小时也不能充分休息，从而导致日间精神不足及其他严重不良后果。

呼吸暂停综合征可由多种因素引起，但大多与肥胖有关，60％以上的肥胖患者患有轻重不等的呼吸暂停综合征。而且体重指数越大，病情越严重，半数以上的肥胖人夜间伴有习惯性的打鼾。肥胖的人在睡眠中容易出现呼吸睡眠暂停综合征。另外,睡眠的时间过少、睡眠质量太低,也会引起肥胖。

有科学研究指出,睡眠不足会导致身体发胖,美国杨百翰大学的研究发现,影响身体肥胖的因素不止睡眠不足这一项。该大学运动科学研究小组以美国西部的两所大学的女学生为对象,进行了数周的睡眠研究调查,结果得出以下结论:每天准时睡觉、起床可以有效抑制体重增加;睡眠时间少于 6.5 小时或多于 8.5 小时会导致体重增加;睡眠质量的好坏会对体重产生影响。

5.7.2　肥胖与妇科病

肥胖已被公认是引起许多疾病的重要因素之一。中国女性的肥胖多突出表现在腹中部肥胖(苹果形)。研究表明,女性肥胖者不仅影响形体,有碍观瞻,而且更容易与以下几种常见的妇科病结缘。

其一是乳腺癌。乳腺癌的发生、发展与雌激素有关。肥胖妇女体内雌激素除卵巢分泌的一部分之外,还可由脂肪组织生成相当可观的雌激素,雌激素水平越高越易患乳腺癌。积极控制体重有助于预防乳腺癌发生。

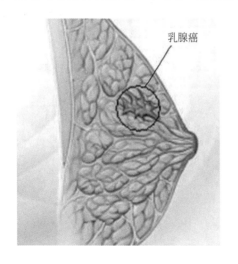

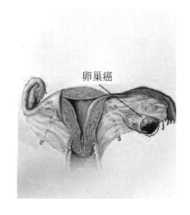

其二是卵巢癌和子宫内膜癌。肥胖已被认为是子宫内膜癌的高危因素。由于多数肥胖者都可能有高血压、高血糖、内分泌激素紊乱,其中雌激素是诱

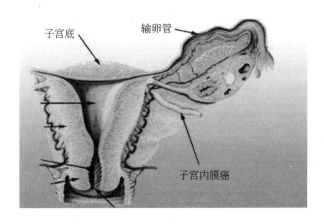

发子宫内膜癌的主要因素。更年期妇女肥胖者，患这类癌症的概率更高。所以，肥胖女性一旦出现月经紊乱、绝经期延迟或绝经后阴道异常出血，应及早去医院检查。

其三是卵巢机能不全症。下腹、胯部、臀部肥胖的更年期女性，应该警惕是否是生殖腺素过低引起的肥胖，这种肥胖与卵巢功能衰退有关。女性进入更年期时，卵巢不排卵，并引发功能性月经失调，这时有可能大出血也可能流血不止；如果皮下的脂肪转化为雌激素还易引起绝经期后延；统称为卵巢机能不全症。出现这类情况，要及时到医院诊治。

其四是不孕症。女性不孕多与月经失调有关。肥胖女性储存在皮下的脂肪容易刺激子宫内膜，会造成月经不调。同时患有内分泌紊乱、甲状腺功能低下的肥胖患者也易造成不孕。为防此类不孕，有专家认为，女性最好将体重控制在标准体重±10%的范围内。

5.7.3　肥胖与肿瘤

"肿瘤"的杀伤力相信大家都明白，但肥胖与肿瘤的关系有许多人茫然不知。在你还以为肥胖只是简单的身材问题时，它已经与肿瘤"联手谋杀"了许多生命。多项研究表明，肥胖与多种肿瘤有相关性，肥胖甚至成为引起一些癌症的高危因素。

人们容易将肿瘤视同于癌症，以为一旦患肿瘤就必死无疑。其实，两者并不相同。肿瘤是指机体在各种致瘤因子的作用下，局部组织细胞增生所形成的新生物。根据其对生命的威胁性,肿瘤分为良性肿瘤和恶性肿瘤两大类。癌症具体指源于上皮组织的恶性肿瘤,包括在肿瘤的范畴里,是最为常见的恶性肿瘤。两者关系如下表所示。

良性肿瘤与恶性肿瘤的主要区别

良性肿瘤	恶性肿瘤(癌)
生长缓慢	生长迅速
有包膜,膨胀性生长,摸之有滑动	侵袭性生长,与周围组织粘连,摸之不能移动
边界清楚	边界不清
不转移	易发生转移,治疗后易复发
有局部压迫症状,一般无全身症状,通常不会引起患者死亡	早期即可能有低热、食欲差、体重下降,晚期可出现严重消瘦、贫血、发热等;如不及时治疗,常导致死亡

良性肿瘤对局部器官、组织只有挤压和阻塞作用,一般不会破坏器官的结构和功能,治愈率较高。通过手术切除干净,一般不会复发。而恶性肿瘤生长速度快,呈浸润性生长,易发生出血、坏死、溃疡等,并常伴有远处转移,会伤害脏器的结构和功能,死亡率高。癌症是对恶性肿瘤的总称,根据癌症的生长部位,癌症分为胃癌、肝癌、肺癌、食道癌等多个种类。电影《滚蛋吧!肿瘤君》中的女主角患的是极其难治愈的癌症——淋巴癌。

越来越多的流行病学证据指明肥胖与一些肿瘤存在相关性。肥胖还会增加一些恶性肿瘤,如子宫内膜癌、乳腺癌、食道癌、大肠癌等的发病率和死亡率。

肥胖,尤其是中心型肥胖是导致胰岛素抵抗最主要的原因。而胰岛素抵抗是致癌机制的最重要环节,具体是指各种原因使胰岛素促进葡萄糖摄取和利用的效率下降。除了胰岛素抵抗,肥胖与恶性肿瘤的相关性还与肥胖所致的慢性炎症反应及肥胖相关因子异常表达相关。

那么多胖才算胖呢?目前国际上通过体脂率判断肥胖最为精准,而身体质量指数(BMI)是判断肥胖的一个综合指标,用体重(公斤数)除以身高(米数)平方得出的数字。国际上的 BMI 判断标准与中国的 BMI 判断标准有所差异。国际标准中,$25kg/m^2 \leqslant BMI < 30kg/m^2$ 为肥胖。中国的肥胖判断情况可参考下表。

BMI 范围	肥 胖 程 度
＜18.5	偏瘦
18.5～23.9	正常
≥24.0	超重
24～26.9	肥胖前期
27～29.9	Ⅰ度肥胖
≥30.0	Ⅱ度肥胖
≥40.0	Ⅲ度肥胖

当用体脂率与 BMI 值分别评估肥胖时结果出现冲突的,以体脂率为准。

（1）BMI 与乳腺癌的关系

乳腺癌是危害女性生命的"第一杀手"。中国每年乳腺癌新发数量和死亡数量分别占全世界的 12.2％和 9.6％,乳腺癌的发病率逐年上升,发病年龄也趋年轻化。乳腺癌的发病原因很多,肥胖正是其中的一个影响因素。《中华流行病学》杂志上刊登过一项关于 BMI 与恶性肿瘤发病风险相关性的研究。研究对 133273 人进行调查,其中包括男性 106630 人,女性 26643 人。该项研究调查了不同部位恶性肿瘤发病风险与 BMI 之间的关系。研究发现,在女性绝经前,BMI 与乳腺癌发病率之间并没有相关性,在女性绝经后,BMI 与乳腺癌发病率之间呈正相关关系。也就是说,绝经后的女性越是肥胖,罹患乳腺癌的风险性越高。

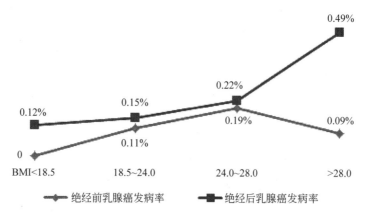

肥胖与乳腺癌之间的相关性可能与肥胖对雌激素的作用有关。血清雌激素过量会引起下丘脑—垂体—卵巢性腺轴功能紊乱,打破乳腺组增生与复旧

的平衡,导致乳腺细胞异常增殖与转化。女性绝经后,随着 BMI 的上升,循环的雌激素增多,也就增大了罹患乳腺癌的可能性。

（2）BMI 与肝癌的关系

肝脏是人体合成内源性脂肪的主要场所,这就注定了肥胖对肝脏疾病的影响。国外研究人员曾对 2004 年 1 月至 2013 年 12 月新诊断为肝癌的 622 例患者进行研究,并将其与 600 例健康人进行比较。发现肝癌组中38.4％的患者在其生命周期中会出现肥胖。肥胖者的肝癌患病率是总研究人群肝癌患病率的 2.6 倍。研究人员表示"肥胖个体比非肥胖个体更容易在早期发生肝癌"。在人的成年早期,每当 BMI 增加一个单位,肝癌发生的年龄就会相应地小 3.89 个月。也就是说,肥胖会导致得肝癌的发病人群年轻化。

（3）BMI 与大肠癌的关系

大肠癌是常见的恶性肿瘤,包括结肠癌和直肠癌。美国一项前瞻性研究($n > 900000$)结果发现,与正常体重人群相比,男性超重及过度肥胖者大肠癌的死亡率增高 20％～80％,女性肥胖者增高 10％～46％。

哈佛医学院副教授 Giovannucci 及其他研究人员曾对 40～75 岁的健康男性进行前瞻性队列调查研究,发现 BMI 与大肠癌危险显著相关。

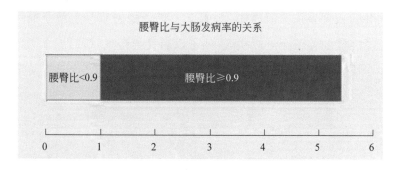

男性腰臀比≥0.9 较<0.9 者大肠癌危险增高 3.41 倍。

男性腰围≥109cm 较<89cm 者大肠癌危险增高 2.56 倍,BMI 与大肠腺瘤危险无显著相关。

研究发现,肥胖与大肠癌的关联可能与肥胖对胰岛素、瘦素以及脂联素、胰岛素样生长因子的作用相关。

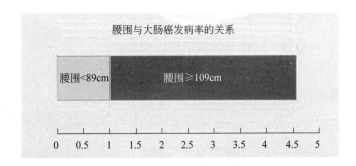

5.7.4 其他

　　肥胖者在身体各个部位都会产生相应症状，呼吸通道决定了个体的供氧是否充足。特别胖的人出气特别粗，就表示他呼吸不通畅，氧气供应不充足，二氧化碳又排不出去，尽管肺最大限度地去工作，心脏却并没有吸到那么多氧气，所以心脏要拼命地工作，结果很容易导致心肺功能衰竭。

　　还有一些比较胖的女性怀孕以后出现多饮、多尿、多食的症状，这就是我们所说的妊娠期糖尿病，发病原因与肥胖有关。等孩子出生后，20％左右的人可以恢复正常，80％的人从此患上糖尿病，终身与胰岛素为伴。所以比较胖的女性如果想生健康的宝贝，又不想患糖尿病，就要先把脂肪减下来再怀孕。

　　特别胖的人会导致关节疼痛，而体重一减轻膝关节马上就不痛了。年龄大了肥胖者疼痛的关节会形成积液，抽了以后又会产生，最后那个关节头和关节就连在一块，腿就会僵直，这个时候就只能把它锯掉再装个人工关节。

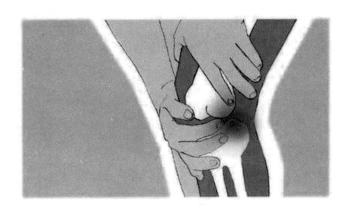

肥胖对青少年儿童生长
发育的影响

6.1 对大脑智力的影响

6.1.1 肥胖与大脑发育

"肥胖脑"影响宝宝大脑发育,吃得过饱,尤其是进食过量高营养食品,食入的热量就会大大超过消耗的热量,使热能转变成脂肪在体内蓄积。若脑组织的脂肪过多,就会引起"肥胖脑"。研究证实,人的智力与大脑沟回皱褶多少有关,大脑的沟回越明显,皱褶越多,智力水平越高。而肥胖脑使沟回紧紧靠在一起,皱褶消失,大脑皮层呈平滑样。宝宝大脑发育中神经网络的发育也差,所以,智力水平就会降低。

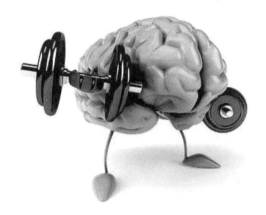

大脑早衰:科学家在一项有关宝宝大脑发育的研究中发现,一种能促使大脑早衰的物质——纤维芽细胞生长因子,会因食物而于饭后增加数万倍,这是一种能促使动脉硬化的物质,因而从长远意义上讲,贪吃和肥胖会使大脑过早衰老。

当身体的脂肪每增重一公斤,智力就会相应下降,而身体的肥胖很大一部分是因为脂肪造成的。在人体内,血液的流动是由大脑控制的,当人过于肥胖,会让血液的流动有所改变。特别当脑部血液不能按照正常的身体机能进行活动时就会损害大脑的生理结构,使大脑皮层出现漏洞,从而对学习、行为造成干扰,进而会导致智商下降、语言理解能力迟钝、思维不清晰的情况。

6.1.2 脑细胞的成熟与衰亡

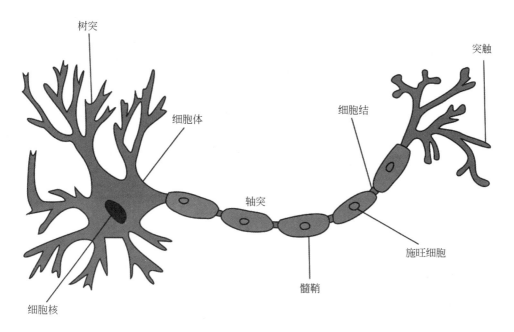

关于我们的大脑,人们一直有个假设,认为我们在出生前后的几年间,大脑便具备了一生所需要的神经细胞,也称为神经元(Neuron)。一旦大脑内的组织结构已经形成,日后就很难有改变和塑造的余地。随着年龄的增长,这些神经元也会慢慢衰亡,而且大脑以后也不会再生长出新的神经元。同时,年龄的增长也会让人们在学习、记忆等方面的心智能力逐渐退化。

美国加州大学洛杉矶分校一项研究发现,与体重正常的人相比,肥胖者大脑组织平均少 8%,大脑早衰 16 年。一般超重者的脑部组织也比正常人少 4%,早衰 8 年。人越胖,其大脑认知功能越差。科学家认为,这与大脑神经纤维周围白质恶化有关,会影响神经纤维传递信号。

6.2 对性格的影响

6.2.1 肥胖儿童压力大

肥胖不但会对人体产生各种影响,而且会对人的心理造成许多不良影响。尤其是对开始拥有自我意识的儿童来说,肥胖会使其心理发育不正常,性格发展出现问题。

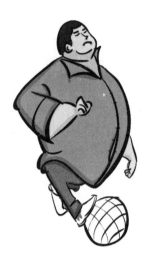

体育课上肥胖儿童因为做不了单杠和跳马而遭到嘲笑,妈妈总是埋怨他们衣服不合身,不能穿显胖的运动服等,肥胖儿童承受着大量的来自周围的压力。此外,在对自己的外貌感到失望的同时,对自己和周围人的不满也会逐渐累积起来。

6.2.2 肥胖儿童易自卑与自闭

肥胖除了会带来心理上的不良影响外,还会带来性格上的不良影响。肥胖儿童的智商和操作能力低于健康儿童,其活动、学习、交际能力低,久而久之会出现抑郁、自卑,使儿童对人际关系敏感、性格内向、社会适应能力低,影响儿童心理健康。

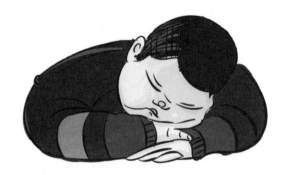

之所以会产生自卑,是因为肥胖会使儿童遭到周围人的取笑和嘲弄,造成内心痛苦等各种心理压力。朋友们对其搞恶作剧,为其肥胖的外貌起绰号,

"你该减肥了""你太胖了"等大人们直白的忠告,这些都会给本来对自己的外貌就没有自信的肥胖儿童带来更深的伤害。

与大人们的想象不同,身心处于生长发育期的儿童,其情感非常细腻,外表看上去活泼开朗,实际上其内心可能已遭受很深的伤害:虽然脸上看不出来,但是自卑可能已严重伤害了他的自尊心。

如果这种心理创伤得不到治疗,任其继续承受着心理压力,其性格自然而然就会变得不正常。在极端情况下,会形成内向或极其消极的性格,讨厌与朋友交往,对所有的东西都不感兴趣。在学校学习成绩必然下降,开始讨厌上学,把自己封闭在一个人的世界里,对自己、对周围的人愈发不满。

6.2.3 实例举要

【案例一】

"我的小外孙女今年才 9 岁多,却有 50 多公斤,孩子怎么才能减肥?"近日,市民刘女士致电《开封日报》社市民呼叫中心说。

刘女士告诉记者,她的小外孙女今年 9 岁多,身高 1.5m,体重 55kg,一天三顿饭吃得都比同龄小孩多,还爱吃零食,尤其是甜食。"孩子小时候就比较胖,看着让人喜欢,但现在孩子大了,肚子都凸出来了,大腿也很粗,真不好看。"刘女士说。

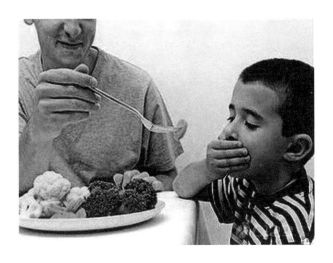

"她妈妈是做炸鸡生意的，孩子经常吃炸鸡，还爱吃汉堡、饼干、膨化食品等小零食，就是不爱吃青菜，即使面条里有根青菜，她也非得挑出来，有时宁可吃白米饭也不吃一口菜。"刘女士发愁地说，"孩子越来越大了，到时候同学在背后议论她，孩子心里多难受。暑假快来了，我想趁假期帮孩子减减肥，让孩子更漂亮"。

【案例二】

阿彪今年 8 岁，体重已经超过 100 斤。据阿彪的母亲说，阿彪 3 岁前很瘦小，奶奶为了让他胖起来，便专门做他喜欢吃的东西，半年多时间，阿彪的体重就超过了同龄孩子。现在已经上小学二年级的他似乎已经习惯了"肥仔"的称呼，但他也渐渐养成一个习惯：与同龄人一起跑，追不上便干脆不追，玩不到一起就自己玩，时间一长，家长发现孩子不合群，经常自己在家看电视、打电子游戏，与家长之间没有交流。家长咨询医生得知，阿彪有轻微的自闭症。

6.3　对性发育的影响

6.3.1　肥胖影响性器官生长发育的原理分析

生殖器发育不良的人群中，过半是肥胖者，而"小胖墩"们又是一大主力军，有的孩子甚至夸张到尿尿时会尿湿自己的裤子。

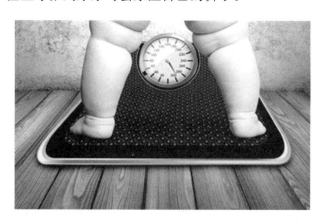

很多"小胖墩"并非单纯肥胖那么简单,这些孩子通常存在皮下脂肪堆积,而且内脏器官也在不断地脂肪化。垂体脂肪化会促使性腺激素的分泌减少,影响雄性激素的分泌和释放,致使血中雄激素与雌激素的比例失调,泌乳素增高,内分泌紊乱而导致睾丸和阴茎海绵体发育不良,出现阴茎短小、肥胖男孩女性化等症状。其中有些人是隐匿性阴茎与肥胖并存,有些则合并有睾丸发育小,还有极少数则是染色体出现了异常。

"如果是单纯的肥胖,无论大人还是小孩,都需要控制饮食,实现饮食符合能量负平衡、低升糖、富营养的条件,从而实现体重控制。将体重降到标准值后,生殖器过短问题也就随之解决;但如果有其他疾病存在,则可能要减肥结合内分泌治疗、药物治疗甚至手术来解决。"

6.3.2　性早熟与畸形

应该承认,性早熟是一种病。儿科专家认为,性早熟发生的原因非常复杂,一般认为是遗传因素与生活环境因素相互作用的结果。除去病理性原因,如体内有分泌激素的肿瘤以外,饮食结构不合理、营养搭配失衡等都可能提早启动第二性征的发育。

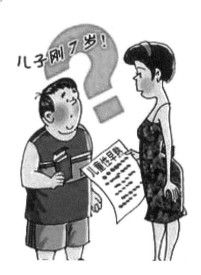

在门诊中,经常有一些孩子因肥胖问题"顺便"看性早熟门诊。事实上,体重的确是对性发育影响最大的因素。一位儿科内分泌专业的医生说:"上海和无锡地区的儿童内分泌门诊量近 10 年来持续增加。其中主要原因，一是由于热量过剩问题造成的肥胖；二是儿童发育提前造成的性早熟问题增多。"

性早熟和肥胖是两个不能分开的问题。洋快餐之类的垃圾食品可能造成性早熟，未必是因为其中添加了激素，而是因为它有增肥的作用，而肥胖是造成性早熟的重要原因。

🍃 6.3.3　实例举要

【案例一】

今年 5 岁的小宝是全家的心肝宝贝，家长张先生觉得孩子能吃能睡，白白胖胖的特别可爱。但令张先生揪心的是，孩子的"小鸡鸡"看起来很小，比同龄的孩子小很多。张先生很担忧：莫不是孩子的生殖器官发育有什么问题？于是，他带着小宝去医院看医生。

经过仔细检查后发现，小宝的生殖器发育其实没有问题，其大小和同龄孩子差不多。"小鸡鸡"之所以看起来小，是因为小宝比较胖，导致下腹部脂肪堆积，覆盖住外生殖器，所以从外观上看，小宝的"小鸡鸡"缩在肉里面，露出来的部分当然看起来很小。

医生把这个诊断结果告诉家长时，张先生还不能接受，他认为小宝虽然是长得胖一点，但小孩圆嘟嘟的更招人喜爱，应该没到肥胖的程度。

实际上在孩子肥胖早期很多家长都不以为意，更谈不上主动带孩子到医院检查。像小宝这样因为"小鸡鸡"外观小而到医院检查，实际上却是因肥胖引起的小患者并不是个例。

【案例二】

每逢周五下午，位于上海闵行区的复旦大学附属儿科医院二号门诊楼的高级专家门诊都热闹非凡。候诊区的十排长椅上坐满了家长，婴儿的啼哭声和儿童的呼叫声不绝于耳，这种场面常年如此。

这里的孩子绝大部分都是来看蔡德培教授的门诊的。蔡德培教授是这家医院的高级专家。几十年来，他主要从事儿科内分泌疾病及青春期医学的临床及科研工作,在中药治疗儿童性早熟及青春期延迟,以及环境内分泌干扰物导致儿童性发育异常的机理方面颇有建树。

来看蔡德培教授门诊的不仅有上海的孩子,外地的孩子也越来越多。单是这一天下午,就有包括江苏南京、常州,浙江温州、温岭、舟山和江西南昌的儿童在家长陪同下看蔡德培教授的门诊。

同样热闹的情景,也出现在位于上海浦东的上海儿童医学中心内分泌科门口,这里也有专看儿童性发育异常的专家门诊。

"大环境是这样,好像每个孩子都或多或少受点影响。"11 岁女孩静宜的母亲说。据静宜父母说,他们在静宜 8 岁时觉察到腼腆的女儿一直苦恼于自己胸部的突然变大。女儿还告诉他们,她的胸部不仅比同年级的女生略大,而且平时生活里触碰到胸部时,会产生不适,甚至疼痛。

"她还有个同学,曾经因为(性早熟)这个问题,甚至会排出一些分泌物,情况比较严重,一直打针治疗,因此我们觉得她很可能也是性早熟造成身体发育超前。"静宜的父亲表示。

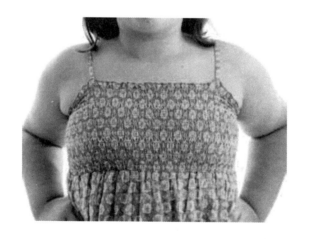

第 7 章

肥 胖 与 美

7.1　美不美看身材

7.1.1　土豆脸与瓜子脸

从古到今,瓜子脸似乎也成了东方人对审美的一种标准,理想瓜子脸的长与宽比例为 34：21,这一比例正好符合黄金分割律。在视觉上都会让观察者产生愉悦的印象。

土豆脸则是额头、颧骨、下颌的宽度基本相同,两者最大的区别就是土豆脸比较圆润丰满,有点像婴儿一样。一般土豆脸形成的原因是饮食导致营养摄取不均衡,爱吃油炸食品,使脂肪堆积,再加上皮下脂肪燃烧率低,脸部缺乏运动,脸部脂肪自然也就越堆越多了。每个女人都想拥有"巴掌脸"。紧致小脸不仅上镜好看,肌肤也散发着活力。

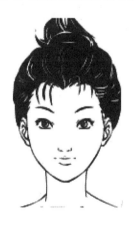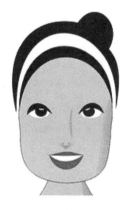

7.1.2　每个女孩的向往——T 台上的衣架子

T 台不是少数人的专享,任何向往美好、乐于表达的人都可以展现自己。

很多女孩都渴望拥有模特般的完美身材，想成为穿衣搭配最完美的女人，名模的完美身材仿佛就是天生的衣架子。

所谓衣架子，就是一副魔鬼身材，凹凸有致，穿什么都好看，穿什么都显瘦。有些女人先天有着模特般的好身材，后天有着设计师般的好品位，只要她们现身街头和典礼，全场聚焦的目光必然属于她们。即使是运动的时候，她们换下日常里的优雅服装，穿起运动装，一样充满时尚感。中央电视台著名节目主持人徐俐在《女人是一种态度》一书中说：幸福是一种能力。女人要修炼自己，让自己有完美的身材气质，好的性格，让自己成为一个可爱的女人，让自己值得被宠、被爱、被呵护，是让自己具备幸福的条件。扪心自问符合条件吗？不具备没关系，可以修炼自己，要知道天上是不会掉馅饼的。

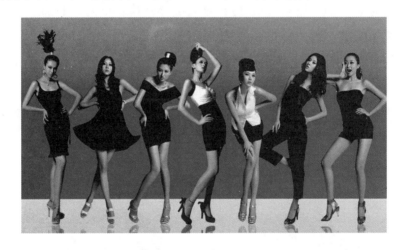

7.1.3　小蛮腰与大圆桶

小蛮腰令多少女孩向往，按照现在的审美观来看，结实的小蛮腰确实美丽性感。虽然"A4腰"成了魔鬼身材的最新标准，可事实上，绝大多数女性都没有"A4腰"。

小肚腩、水桶腰是女人最头疼的事情，水桶腰并不是说具体的尺寸达到了水桶那样粗，而是指人整体看上去没有凹凸感，腰部和身体上下一样粗，

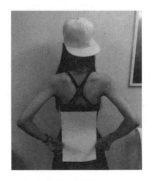

"A4腰"

没有曲线美。

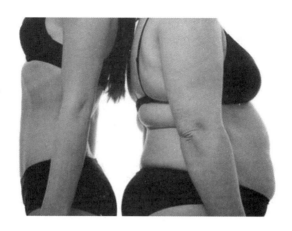

为什么会形成水桶腰呢？饮食不良、暴饮暴食、长期久坐、缺乏运动，还有遗传等因素，都会造成腰部脂肪的囤积。危害：腰围增宽的男性更容易患糖尿病，在糖尿病患者中，80％的人腰围超标。而且，超标时间越长，患糖尿病的概率就越大。腰围能明确地显示出一个人患糖尿病的风险。所以说，腰围越大，糖尿病的风险越大。正所谓"腰带越长，寿命越短"。在现代社会中，糖尿病的发病率急剧升高，这和现代人高热量的饮食和高压力工作的"双高"生活习惯有关。

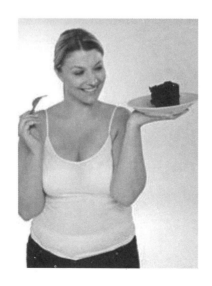

7.2 看起来很老的真实原因

7.2.1 嗜睡的后果

肥胖容易引起嗜睡，是因为肥胖者体内脂肪含量过高，而脂肪细胞维持活动需要更多的血液运输营养和氧气。当提供给大脑的氧气不足时，就会造成大脑缺氧，产生嗜睡，而且肥胖者往往容易成为恋床者，下面是嗜睡和赖床的危害。

（1）扰乱人体正常生物节律

人体激素的分泌是有规律的，恋床者体内生物钟节律被扰乱，白天激素上不去，夜间激素水平降不下来，结果白天虽然睡得很久，但仍感到疲惫无力，精神不振，到了夜间又兴奋，难以入睡。

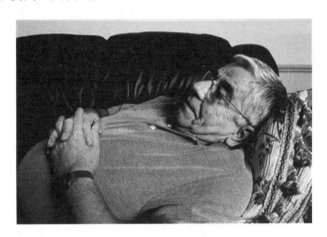

（2）影响大脑功能

每一次大脑缺氧状态会死几十万个脑细胞，而短期不会有什么特别症状，因为人脑有几亿个脑细胞。待 10～20 年后，大脑细胞坏死较多，脑组织萎缩，阻碍神经器官的传导功能，就有可能形成老年痴呆。

（3）影响胃肠道功能

一般来说，一顿适中的晚餐，到次晨 7 时左右基本消化殆尽，此刻，胃肠按照"饥饿"信息开始活动，准备接纳和消化新的食物。恋床者由于未按时进餐，久之易患胃炎、溃疡病。

（4）肌张力低下

一夜睡眠后，早晨肌肉和骨关节变得较为松缓。如醒后即刻起床活动，可使肌张力增高，肌肉组织处于活动的修复状态。同时将夜间堆积在肌肉中的代谢物排出。这样有利于肌纤维增粗、变韧。睡懒觉的人，因肌组织错过了活动的良机，起床后常会感到腰膝酸软、背部不适，也容易导致腰扭伤。

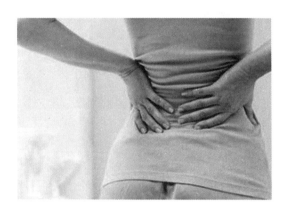

（5）导致身体虚弱

当人活动时，心跳加快，心肌收缩力增强，血流量增加。人休息时心脏也同样处于休息状态，如果长时间地睡眠，就会破坏心脏活动和休息的规律，使心脏收缩乏力，稍一活动便会自觉心跳、气短、肢体无力，久之形成恶性循环，引起身体虚弱。

7.2.2　胶原蛋白断裂的后果

很多人认为冬天衣服穿得多，可以掩饰身形，等到春天才是减肥的季节。其实冬天是最容易长膘的季节，脂肪增长得过多过快，皮肤易被撑开，皮肤纤维也被拉长。若等到春天再减肥，即使减肥成功，脂肪变少，皮肤将变得松垮，严重松弛的皮肤就像脱了水的柚子皮，非常难看。

另外，孕期也容易发生腹部胶原蛋白断裂。因为孕期激素的原因，腹部脂肪堆积，随着胎儿的成长，腹部胶原蛋白断裂，生完孩子后腹部皮肤会显得松弛。

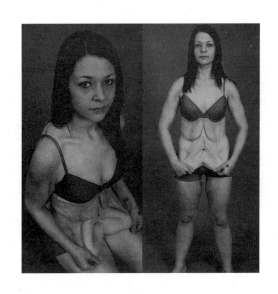

7.2.3　松弛的皮肤

一位 50 岁的女性，在美容院做了 20 年的美容。她最近有事有一个月没去美容院，她的毛孔就变得大很多，皮肤就松弛得多。这是为什么呢？

我们的皮下皮肤很薄，皮肤离血管很近，当用手作用在皮肤上的时候，就会刺激血管，血管就会反射性地做出一个动作，这个动作就叫作分泌内皮素。在美容院如果在脸上做皮肤按摩时间长，血管壁就做出反应分泌大量的内皮素。内皮素有什么作用呢？它主要负责溶解胶原蛋白和弹力纤维。

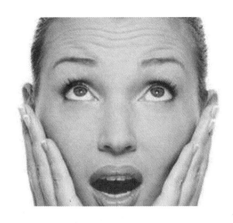

弹力纤维被溶解以后还会修复吗？如果能修复人就不会衰老，皮肤就不会松弛。不能修复，皮肤就会很松弛，最后衰老得一定快。

所以，在美国，美容师都要经过资格考试。专业的美容师知道用手在脸上做护理一定不超过 15 分钟。如果要做一个小时，他们会用仪器或者贴面膜等方法，但是手作用上去一定不能超过 15 分钟。

7.2.4　肥胖的人缺乏活力

缺乏激情和活力往往是肥胖人士的共性。他们因为胖而不喜欢逛街，也不敢照相，每天唯一的爱好就是吃，越是胖就越是爱吃。脂肪附着在血管上，血液里的含氧量就少了，当人缺氧时容易犯困，缺乏活力。

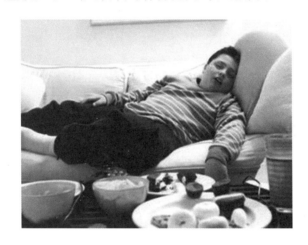

人们常说胖人"好吃懒做"，其实是身不由己，力不从心！

"好吃"是因为血糖不稳定以及营养素不足，你需要不停地吃东西来补充血糖和营养素。"懒做"是因为缺乏能够燃烧和利用的能量以及营养素，人的确没有力气。"好吃懒做"又会使你更加肥胖，形成恶性循环。结果你脂肪越来越多，而营养越来越少。

一般认为，肥胖是因为营养过剩。实际上恰恰相反，胖人是脂肪过剩，营养不良！现代人大部分都营养素不足（亚健康），胖人营养更不足！大多数胖人在早期糖和精制淀粉吃得太多，在晚期有程度不等的糖代谢障碍（糖耐量异

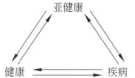

常或胰岛素抵抗症）。糖的代谢需要消耗维生素 B、维生素 C、多种矿物质（如铁、钒、硒、锌、铬等）以及辅酶 Q。没有燃烧的糖转化成脂肪，造成进一步肥胖和糖代谢障碍。结果，胖人比普通人消耗更多的营养素，营养不良，血糖不稳。过去认为少吃脂肪就能减肥，其实恰恰相反。低脂高碳饮食刺激胰岛素分泌，造成和加剧血糖波动、营养素缺乏和胰岛素抵抗，从而导致肥胖。

下 编

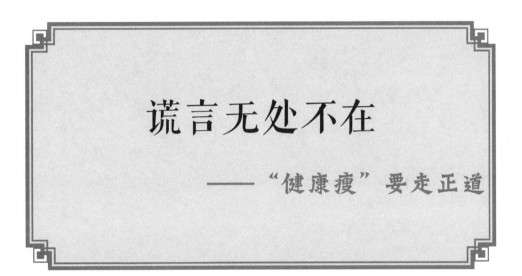

谎言无处不在

——"健康瘦"要走正道

五花八门看乱象——
减重未必真减肥

8.1 节食是最傻的办法

8.1.1 节食导致营养不良

为什么下图中的胖人营养不良，而身材苗条的人却营养很正常？实际上是胖人脂肪过剩，营养不良。大多数胖人在早期糖和淀粉吃得太多，在晚期有程度不等的糖代谢障碍、糖耐量异常或胰岛素抵抗症。糖的代谢需要消耗维生素 B 族、维生素 C、多种矿物质（如铁、钒、硒、锌、铬等）以及辅酶 Q，没有燃烧的糖转化成脂肪，造成进一步肥胖和糖代谢障碍。结果胖人比普通人消耗更多的营养素，营养不良，血糖不稳。

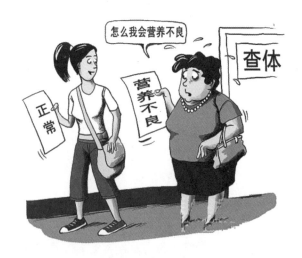

很多人把热量过剩当成营养过剩。我们叫肥胖者脂肪代谢的营养不良，代谢需要的营养就是酶和辅酶，所以营养不良反而肥胖。因为肥胖是热量过剩营养不良，所以节食减肥营养素摄入不多，越减越肥。因此，减肥要补营养而不是减营养。世界卫生组织每年都会根据当年最新的研究成果针对高发的主要疾病出版一本治疗指南,2005 年发布的肥胖治疗指南中指出,95％的肥胖都是营养不良造成的。

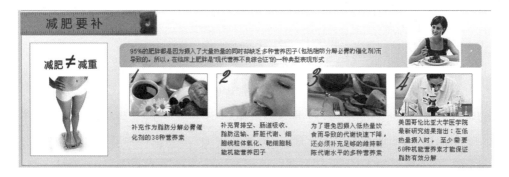

不吃肉和主食,只吃蔬果,短期减重有效,但不能减脂肪,长期下去危险多多:因为我们身体的能量主要来自脂肪、碳水化合物和蛋白质,如果一点肉和主食都不吃,蛋白质、脂肪和碳水化合物就会严重不足,摄入的能量大大减少,导致营养不良、贫血、骨质疏松症的发生概率大大提高,进而影响身体的各项机能,破坏身体健康。

人类的身体非常聪明,能够应付多种不同的情况:它会在食物充足时储藏能量,而在饥饿时消耗储存的能量——当你在节食时,你的身体会以为饥荒到来了,这时它就会尽可能地节约能量,把新陈代谢水平降下来。

实际情况是,如果过度控制进食量,你吃得很少,体重会减轻,但减少的更多是肌肉,而不是脂肪。因为脂肪和碳水化合物的燃烧都需要酶和辅酶的催化,而酶和辅酶都需要从食物中获取,节食无法让身体获得足够的酶和辅酶。

但你不会坚持太久,强烈的饥饿感和食欲会逐渐超过你减肥的决心。到那一刻,你又开始原来的饮食习惯,或者是自认为瘦身计划已经成功而犒劳自己,导致体重迅速复原,甚至超过原来的重量。

实际上适当限制饮食的确是减重的因素之一。但是极度控制饮食，体重减轻，停止限制，体重恢复，再次极度控制饮食，如此循环往复，你的身体所要消耗的能量越来越少，下一次要减体重也就更困难；相反，增加体重却越来越容易。

8.1.2 节食导致肌肉流失

当我们饥饿时，身体会优先动员血液中的糖类作为能量。随着饥饿时间的延长，糖类物质消耗殆尽，血糖急剧降低。为了减少低血糖状态，身体便停止了燃烧糖类物质，开始以蛋白质作为能量来源，由于蛋白质是肌肉的重要组成部分，所以蛋白质的消耗会直接导致肌肉的缩水。直到最后，蛋白质也越来越少了，所以减重不等于减脂！

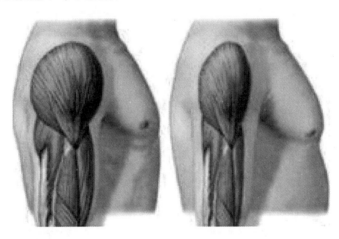

当摄入能量不足时，最先被分解的是肌肉中的蛋白质，由于肌肉比率降低，基础代谢率下降，之后只要恢复到正常进食，就很容易快速反弹发胖。

8.1.3 节食根本没有减脂肪

人即使一整天都在睡眠，仍会消耗许多热量来维持基本生理活动，这就是基础代谢率。当你过多节食时，身体会误以为你进入了困境，便节约开支，尽量减少热量消耗，这时你的代谢率反而会降低 20%～30%。也就是说，免费的燃烧热量额度就会被迫减少！

脂肪是保护人体机能的最后一道防线，以保证在极端环境中身体拥有足够的抵御力和能量供给，是非常必要的元素。比如，当你摄入营养不足时，缺乏相应的辅酶，最先被分解的是肌肉中的蛋白质，而你日思夜想希望减掉的赘肉、肥肉，还安好地在那里。

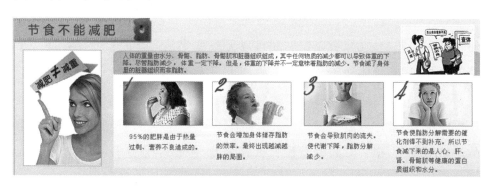

节食不能减脂肪，因为脂肪分解需要来自各种各样食物的酶，所以节食减肥越减越肥。比如有一个女孩60kg，通过天天不吃饭，变成50kg，一吃饭很快又到60kg，因为节食减肥时代谢下降了，再一吃饭，消耗就少了，所以反而会富余出热量来，富余出来的热量就变成脂肪储存起来。脂肪是多余能量的仓库，原来的脂肪没怎么减，现在多出来的热量又变成脂肪存起来，所以脂肪在60kg体重里面占的比例越来越高，节食减肥越减越肥就是这个道理，这与代谢能力相关。

人就像一个圣诞火炉，圣诞火炉的火烧得旺不旺，由柴火决定，如果柴火都是小树枝，和又粗又干的大木头比，一定是大木头火旺，所以人体这个炉子烧得旺不旺，是由组成人体的蛋白质多少来决定的，人体蛋白质含量越高代谢就越快，代谢越快反映人的生命力越旺盛，如果通过减重把蛋白质减少了，就意味着把炉子里面的柴火拿走了很多，炉火就小了，代谢也就低了。那么，为什么节食减肥减的是蛋白质呢？

当碳水化合物接近耗竭了，接着消耗脂肪，脂肪没了才会消耗蛋白质，这是满足这些物质分解条件具备的前提下正常的功能过程。节食以后刚开始碳水化合物消耗了，分解脂肪时，酶和辅酶缺乏，脂肪不能分解，这时开始分解蛋白质。

这就是人体生物化学和生物化学一个特别大的区别，因为人是一种进化了的动物，在进化过程中，人给自己留了一个缺口，叫安全保护机制，在人的体内所有生命活动的化学反应过程中间，有一种物质在应急状态下可实现无酶催化，这种物质就是蛋白质，没有酶脂肪肯定不分解，这时蛋白质分解了，因为它不需要酶。但平常的情况下蛋白质不分解，因为心脏、肝脏、肾脏都是蛋白质组成的，所以蛋白质可以无酶催化是人类的自我保护的一个最重要的机制，身体处于危机环境时，机体里的蛋白质就开始分解，心脏、肝脏、肾脏这些蛋白质组成的组织就会分解，而这些蛋白质组成的组织分解是不可逆的，不管你以后吃多少蛋白质都补不回来。尤其年轻女孩，减肥的时候心脏减小了，很长时间她是没什么感觉的，但心脏确实小了，你知道什么时候有感觉吗？如果在一个极端环境里面跑步，或者去爬喜马拉雅山的时候，她就会有感觉，就会出问题，因为我们每一个脏器都有储备功能，叫心力储备，平常的时候心脏可能才用了 30％、40％的能量，还有 60％留着，如果现在有疯狗在追你，你需要拼命地跑，这时就需要糖来氧化分解，而糖从血液里来，就把你的心脏全部释放出来了，减肥减掉了一半，也就是整个心脏只有原来 50％的能力，随着年龄增长，心脏收缩力量越来越弱，心力储备正常人也会下降，别人从 70％下降到 50％，你就从 50％下降到 30％，甚至是 25％，所以等到 30 多岁或 40 岁时，就开始感觉浑身没劲，总觉得腿发软，因为心脏供应不足，这种伤害是不可逆的。

当你的肝脏只有原来的 2/3 大，它的解毒能力就开始下降，在你年轻的时候，不会所有的肝功能全部在同时干活，它照样有肝储备，但是年龄大了，肝储备就下降了，如果你再喝点酒吃点肥肉，肝的负荷就很重，下降就更明显，那时肝脏干不动活了你还逼着它，就会出现肝衰，所以很多节食减肥的人，年龄稍微大一点就觉得浑身没力气，到医院去检查却什么毛病都没有，是什么原因造成的呢？因为心脏只有原来的一半大了，但没有心肌炎、冠心病等，所

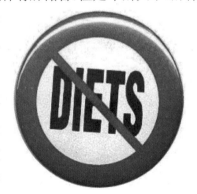

以什么毛病都查不出来,用什么办法治疗都没有用,因为心脏不可能再恢复了,当你知道这样的结果后你还会节食减肥吗? 那对你是永久的伤害,所以要制止那些自我伤害。

8.1.4 节食的惨痛案例

【案例一】 节食减肥法导致肌肉大幅流失

中国台湾的一名 27 岁的女子采用节食法减肥导致肌肉大幅流失,年纪轻轻就开始体力不足,连一层楼梯都爬不动,后来该女子只能被搀扶着坐轮椅。计算机断层扫描发现,女子下半身大腿肌肉量很少,还不如 70 岁老人,蛋白质及电解质严重不足。后该女子经过注射点滴,配合饮食及运动训练肌耐力,虽然肌肉量增加,但仍无法恢复到正常年轻人该有的水平。

【案例二】 20 岁女孩节食过度变弱智

20 岁的女孩张某一个月前反复发热、头痛,开始她和家人都以为只是普通的感冒,没太重视,可是过了两天,张某在家感觉头痛剧烈,突然浑身抽搐,这让家人措手不及。于是,张某的母亲立即带她到医院就诊。该院神经内科张医师回忆,女孩来的时候,看上去就比较瘦小,有点营养不良的感觉,另外让大家奇怪的是她的行为有些异常,不像是个正常的成年人,看上去就像是六七岁的孩子。经过腰部穿刺确诊女孩患上的是"重症脑膜炎",因为病毒细菌的

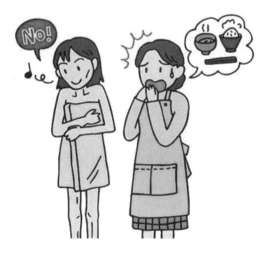

侵犯，导致女孩的智力明显受影响。

据张某家人介绍，女孩身体状况一直还可以，感冒都很少，近半年来，她总觉得自己胖，所以一直通过节食减肥。可节食减肥并没有减少脂肪，只是减轻了体重，而且极易反弹！过了一段时间，明显感觉到她的抵抗力下降了，现在后悔不已。张医师指出，像张某这样的情况不多见，病情发展也非常迅速，以后智力方面也不能逆转，对病人以及家人的伤害是非常大的。

营养学专家指出，没有减肥药物的副作用，不用辛苦锻炼，也不用忍受吸脂手术的痛苦，节食减肥听起来很"天然"，其实只是减重而非减少脂肪，还会引起营养不良、代谢率降低、贫血、免疫力下降、精力不集中、皮肤松弛没有光泽等现象。节食减肥易反弹，一旦停止节食，饥饿的细胞会无选择地吸收营养，加重肥胖。而且，节食久了极易导致厌食症，危及生命。

【案例三】 吃减肥药吃成"林妹妹"

王小姐今年 21 岁，身高 162cm，减肥前的体重有 65kg。王小姐虽然胖但身体素质一直不错，很少生病。到了交男朋友的年纪，王小姐却一直没有找到合适的对象，于是她开始减肥了。但是减肥是一件非常困难的事情，到底有什么方法能够快速减肥呢？于是，王小姐开始尝试减肥药，而她却不知道减肥药只是减重，并没有减少脂肪。减肥药让王小姐很痛苦，吃得少，拉得多。用她自己的话说，都快虚脱了。

半个月下来，王小姐减重 10kg，可天气稍微有些降温她就开始感冒甚至腰疼。跟之前相比，她成了"林妹妹"。专家说，吃减肥药会扰乱人的内分泌，内分泌乱了，免疫力就下降。免疫力下降就会经常生病。

营养学专家指出，在市场上风靡一时的减肥药，其成分的副作用很多。如西布曲明可致心脏病、中风；奥利司他可引起肝损伤等，因此像含西布曲明成分的"曲美"已被禁用，退出市场。减肥药研究一向位于各项药物研究之最，但成效甚微，因为体重增长与情绪、生物、心理和环境等因素有关，这些因素的解决办法不能完全塞进一个小小的胶囊里面。

8.2 排肠毒不等于减肥

8.2.1 排泄与排遗

排泄和排遗的区别：顾名思义，排泄的物质是已经和细胞进行交换的废物。营养给了细胞，废物排出去，这叫排泄。排遗，排除遗留下来的东西，也就是说怎么进去的就怎么出来，没有经过跟细胞的物质交换，细胞通过毛细血管进行物质交换得到营养，也就是说细胞得到的营养都是通过血液得到的，小肠把我们吃的营养物质吸收到血液里面，如果在小肠不吸收，这些物质就到大肠里面去通过大便排出来了，所以不叫排泄，而叫排遗。

人体三大排泄途径：
肺——气体和水
皮肤——水、盐类、少量尿素等
肾脏——水、尿素、肌酐、药物等

8.2.2 脂肪的分解代谢不是物理变化

前面已经提过脂肪分解代谢是经过一系列的化学反应最后变成二氧化碳＋水＋ATP，二氧化碳通过肺排出，水通过肾脏排出，ATP供给细胞利用。当血液中的葡萄糖、脂肪酸等都转换成能量被细胞消耗完了以后，持续工作的细胞还需要更多能量供应时，胰岛素就被赶走了，肾上腺素和肾上腺皮质素，就开始与脂肪组织内的鲜脂酵素结合，把脂肪细胞内的甘油三酯分解成脂肪酸，并且催促脂肪酸赶紧离开脂肪细胞到肝脏内转化成能量，供应细胞继续燃烧。再加上甲状腺素加速细胞燃烧能量的速度，这时从皮肤下层，腹腔大小网膜，肌肉间各个脂肪组织所涌出的脂肪酸就会急急忙忙地加入肝脏，而被转化成能量，这就是脂肪的分解，而分解掉的脂肪会变成水和二氧化碳。

8.2.3 拉肚子减水分，后患无穷

拉肚子，也就是腹泻，拉、泻能减肥吗？脂肪能从大便里排出来吗？腹泻

连排泄都不算，它叫排遗。所以身体内的脂肪是不可能从大便里排出来的，那腹泻出来的是什么？是水！

短时间使用泻药，腹泻会导致体内水分大量流失，虽然你的体重会明显减轻，但是身上的脂肪却没有消耗，一旦补充了身体所需的水分，体重马上就会反弹。

长期使用泻药，肠道总是来不及好好吸收食物的营养就被迫排空，使我们的身体始终处于"能量不足与营养不良"的状态。而且腹泻导致的水电解质酸碱平衡紊乱还会让人十分虚弱，食欲、精力都下降。

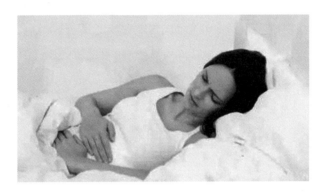

长期处于营养不良、虚弱和食欲下降的情况下，你的体重确实会下降，但是脂肪却没有减少，当你暗自欣喜时，伴随而来的往往是让你难以招架的恶劣副作用。

长期使用泻药会导致肠道运动功能紊乱，产生药物依赖，这就使肠道在没有药物刺激的情况下，会不蠕动，严重的甚至会使肠壁末梢神经和肌肉组织失去作用，人也会从原来的功能性便秘发展为器质性便秘，这时即便是你吃了泻药，也不能排便了。

长期腹泻若发生肠道菌群失调，可能导致频繁腹泻或便秘，而腹泻引起的水电解质酸碱失衡严重时可能会让你因脱水、低钾血症等而危及生命，严重的还有可能会因为泻药中泻下剂成分，导致结肠黑病变，而这正是癌变的前兆。

吃腹泻减肥药只会让人越吃越便秘，所以，应该选择健康的减肥方法，千万不要因为贪图一时的减肥痛快，而让后患无穷的副作用找上自己。

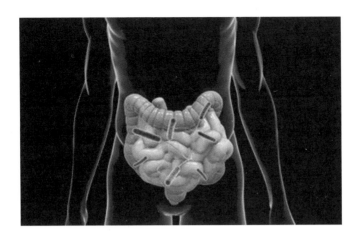

8.3 运动与减肥

运动减肥主要强调调节代谢功能,增强脂肪消耗,促进脂肪分解。人体在运动时,大量肌肉参加活动,而肌肉的运动需要消耗大量的热能,运动可促进脂肪代谢与利用。运动时可使多余的血糖被消耗而不能转为脂肪,控制体重。但是,运动时消耗热量的多少与运动的强度和量有关。

人体正常消耗能量的渠道表明,人体首先消耗的是碳水化合物,经过科学检测,人体在最大耗氧量的75%状态时,要持续运动45分钟以上,才能消耗脂肪。这种减肥方法一般人都很难坚持,同时过量运动会造成身体损伤。最有效的减肥方法是控制饮食符合能量负平衡、低升糖、富营养的要求。

8.3.1 肥胖者过量运动的危害

过量运动会造成各器官的负荷加重,减少寿命,加速衰老,因为肥胖者的运动不是一种常态下的运动,是一种相对自身来说过量的运动。

若运动量加大,人体所需的氧气和营养物质及代谢产物也就相应增加,这就要靠心脏加强收缩力和收缩频率,增加心脏输出血量来运输。运动量大时,心脏输出量不能满足机体对氧的需要,使机体处于缺氧的无氧代谢状态。运动不是动用脂肪作为主要能量释放,而主要靠分解人体内储存的糖原作为能量释放。

在缺氧环境中,脂肪不仅不能被利用,而且会产生一些不完全氧化的酸性物质,如酮体,降低人体运动耐力。血糖降低是引起饥饿的重要原因,短时间大强度的运动后,血糖水平降低,人们往往会食欲大增,这对减脂是不利的。

运动过量的另一很大的伤害是关节磨损,对抗地心引力的运动长期过量后,运动过量的人的关节会比常人磨损得快,关节一旦破坏就很难复原,尤其中老年人的器官自行修补能力较低,年岁越高,关节磨损退化的程度越大,故适量运动是一个非常重要的观念。运动多少才是不过量,就要看目前自己的身体状况,运动时身体不感觉难受的运动量就是适量。

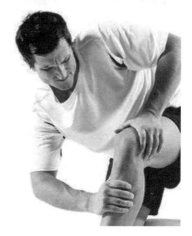

脂肪不减反增、运动完无法入眠、情绪不好、容易激动、疲累、懒散、没精打采的、快死的感觉、膝盖疼痛、感冒、流鼻涕等,你曾因为运动完,出现以上的症状吗? 那么就要看看你是否过度训练了。

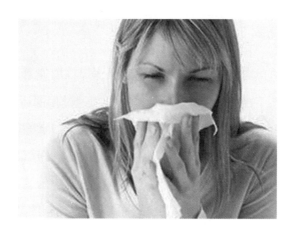

如何判断运动是否过量？

既然明确过量运动弊大于利，那么在运动锻炼过程中及时掌握自己的运动量是否超标尤为重要。判断运动是否过量没有固定的标准，应当因人而异，如果出现以下的反应则要及时引起注意：

① 在运动量不大的情况下，就感到疲劳；

② 对运动缺乏热情，食欲下降甚至运动时感觉恶心；

③ 同样的运动量后，身体感觉很虚，恢复的时间更多，效果也不理想；

④ 运动后睡眠质量反而变差，易醒甚至失眠；

⑤ 整天精神萎靡，工作和运动效率低下；

⑥ 身体平衡感下降，伴随肌肉弹性减小；

⑦ 性欲明显下降；

⑧ 静息心率和运动心率都有明显升高；

⑨ 近一段时间关节等身体部位出现疼痛或突然受伤。

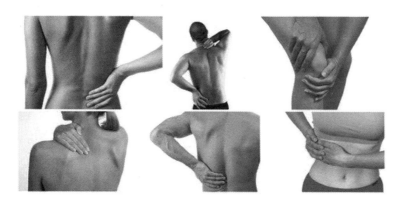

如果运动一段时间后，出现以上其中一项症状，就要引起警惕；出现两项及以上，可能就是运动过量了，应及时减少运动量，重新制订运动计划。

8.3.2 运动也是双刃剑

水能载舟，亦能覆舟。如果把健康体魄比喻成舟，那么运动锻炼就是能让这舟平稳行驶也能让其瞬间倾覆的水。定期进行体育锻炼已被公认为是增强体质、延年益寿的有效手段，运动的好处也不胜枚举：规律运动能增加心肺耐力,减少罹患心血管疾病的危险性;能有助改善体形、控制体重;延缓衰老,紧致肌肤,增强骨密度;消除紧张情绪,缓解压力等。但是,再好的事物也应把握限度,遵循其规律,盲目大量地进行体育锻炼,超出了身体所能承受的负荷,必然会对身体健康产生副作用,甚至造成不可逆转的伤害。

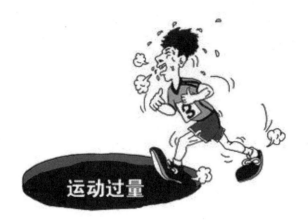

美国心脏病学会科学会议上有一项调查表明,平均一周跑步里程大于20英里(约32千米)的人,没有那些每周跑步量小于20英里的人长寿。近年来不少研究都显示,跑步可以降低患心血管疾病的风险,然而有新的研究表明,长时间进行耐力运动存在健康风险。研究表明,过多的锻炼可能会损害心血管,特别在大强度运动时,冠状动脉的供血不能满足心脏做功的需要,就会引起心肌缺血,从而诱发心功能不全,甚至引起猝死。另外,过量运动还可引起自主神经功能紊乱,交感神经兴奋性增高,出现运动性高血压。因此,对于一些没有日常运动习惯的人来说应该增加一定的运动量,而对于另外一些运

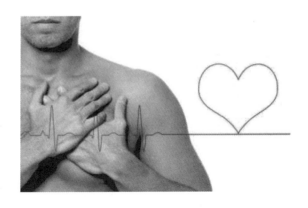

动发烧友甚至运动成瘾患者来说,则需要节制自己的运动量。

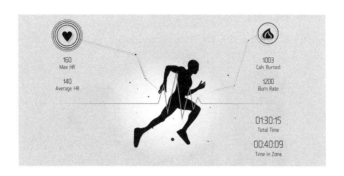

8.4 其他减肥骗术一览

8.4.1 蛋白质减肥法

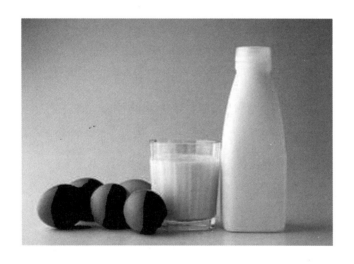

正常人体每千克体重每天需要 1g 蛋白质,60kg 的体重就需要 60g 蛋白质,鸡鸭鱼肉、鸡蛋、牛奶、豆浆、豆角都含有蛋白质。蛋白质很容易被分解成氨基酸,只要分解成寡肽或氨基酸就直接入血,所以蛋白质很容易入血。但是细胞用不用它入血呢? 这取决于细胞需不需要,我们讲的 1g 是指细胞需要1g,剩下不用的就在血液里面转,变成了多余的蛋白质,那就是身体的垃圾了。多余的蛋白质转到蛋白质的垃圾处理器,处理多余蛋白质的是肾脏,于是肾脏就把它排出去了。

市场上许多种类的蛋白粉，均在外包装的下面写了一行小字"肾功能不全者慎用"，因为如果肾功能不全，用它会加重肾衰。

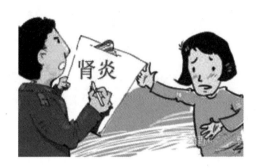

小朱听说了市场上某品牌蛋白质代餐粉，可以吃蛋白粉代替正餐，达到减肥的效果。小朱试用了一段时间后反而还胖了，吃蛋白粉并不能获得饱足感，以致晚餐食量大增，而且大量食用蛋白粉会增加肾脏的工作量，加重肾脏负担。得知这种弊端后小朱连忙停止了这种疯狂的行为。

8.4.2 针灸按摩减肥法

所谓的针灸减肥只是通过施针，对机体的调整，抑制肥胖患者亢进的食欲，减少进食量，同时抑制患者亢进的胃肠消化吸收机能，减少机体对能量的吸收，从而减少能量的摄入。最终类似于节食减肥。

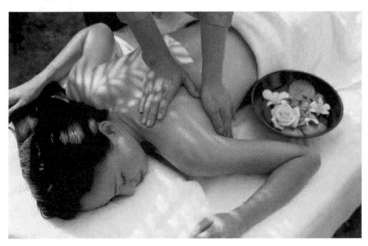

现在美容院越来越将针灸按摩可以"减肥"的方法神奇化。小芳和朋友一起去美容院希望能通过针灸按摩重获苗条的身材。针灸不仅会产生不适感，而且回家后小芳和朋友对于食物一点食欲都没有，慢慢地她们发现自己的身体也越来越虚弱。

8.4.3　火疗燃脂减肥法

火作为一种最原始的自然资源，远在 18000 年前，我们的祖先就已学会使用它来吓退猛兽和烘烤食物，在此漫长的进化过程中，人类逐渐认识到火对疾病的治疗作用，并慢慢开始用火来治疗一些病痛，如民间流传的酒疗、灸疗和罐疗法等，它们都是运用火的红外辐射原理来达到防病、治病的作用。

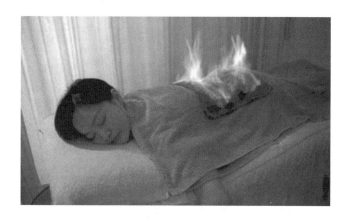

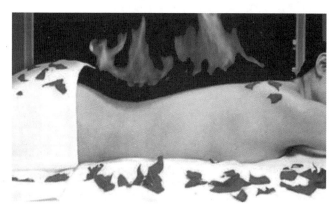

中医火疗减肥的手法是由点、推、揉、旋、拉等动作技术组成，看起来非常复杂，通过全身燃烧大火的方式，使敷贴药物中的成分通过经络系统进入体

内，从而打通人体受阻经络，使身体加速血液循环，最终实现活血化瘀，但是活血化瘀和减肥并没有直接的关系。

在火疗的过程中如果身体的阳气本身比较旺，那么特别易被火灼伤而且容易上火。火疗对医生的技术要求比较高，如果技术不过关，非常容易把患者灼伤。如果身上本身有外伤，再进行火疗则容易使伤口溃烂发炎。

8.4.4　包裹烧脂减肥法

现在网络上有一种说法，把保鲜膜包在需要减肥的地方，就能使局部发热达到脂肪燃烧的效果。脂肪代谢是需要氧气的，若把皮肤都包住了使皮肤局部缺氧，脂肪要怎么代谢呢？所以大家要擦亮眼睛，选择真正科学的减肥方式。

保鲜膜减肥——减掉的大多是水分，用保鲜膜裹住腰、大腿、胳膊，把自己包成一只粽子，然后剧烈运动，之后拆下保鲜膜一看，哇！湿淋淋的，油都被排出来了吧？脂肪是不可能通过皮肤流出来的，运动导致体温升高，流出的只是汗水，而流汗是身体降温的一种手段，反而包裹的保鲜膜会阻碍被包裹肌肤的血液循环，使局部肌肤缺氧，阻碍脂肪分解。

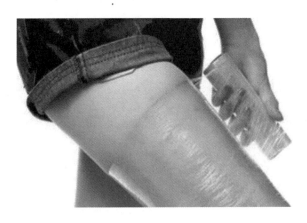

真相一：保鲜膜减肥法减去的是水分

保鲜膜减肥法的原理和利尿剂差不多，主要是通过排出身体水分达到减轻体重的目的和效果，保鲜膜减肥法减掉的只是体内的水分，而不是脂肪，只要一喝水体重又恢复了，其道理类似桑拿、蒸汽浴，或者穿塑料衣服跑步等。

真相二：长期使用有过敏危险

身体由于被保鲜膜包着，细胞会因不能正常代谢而过度失水；皮肤被保鲜膜包裹会影响汗液的正常挥发，易产生副作用。长时间用保鲜膜包裹身体，会使皮肤无法散热而使汗液积存在局部，容易引起湿疹、毛囊炎等皮肤病。再加上保鲜膜本身还容易引起皮肤过敏，对身体造成危害。

8.4.5 汗蒸减肥法

汗蒸是一种保健的方式，也是一种娱乐休闲的方式。在韩国比较流行。他们一般是将石头或者黄泥进行加温，人可以坐在上面也可以躺在上面，随着温度的升高，人的体温升高，并伴随着出汗。喜欢汗蒸的人十分享受这个过程。汗蒸有很多好处，也有一些弊端，只有当我们对汗蒸有比较清楚的了解后，才能做到趋利避害。

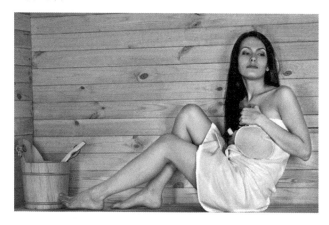

在汗蒸的过程中不仅能够加速人体的新陈代谢，还能够加快排除皮肤中的毒素，同时引起人体水分丢失，导致减重，并非减肥！

美美和同事周末也去体验了一把，汗蒸室里环境闭塞而且温度很高，在里面待一段时间后就觉得透不过气。美美虽然感觉很不舒服，但是为了能减肥还是一直坚持，最后大家发现美美因缺氧导致脸色苍白，急忙把她带出了汗蒸室。

【汗蒸的坏处】

① 汗蒸后，容易受到风湿寒毒入侵。在汗蒸过程中，细胞加速活跃，一旦

汗蒸结束，温度急剧下降或者遭遇风吹，就容易受到寒气的入侵，严重者，可能会有疼痛感出现。

② 由于汗蒸减少的只是人体内的水分，所以不仅反弹快，而且在汗蒸的过程中，会消耗体内大量能量，汗蒸结束后，有可能出现饥饿难耐的情况，而此时，如果大量饮食，反而可能出现肥胖更甚的情况。

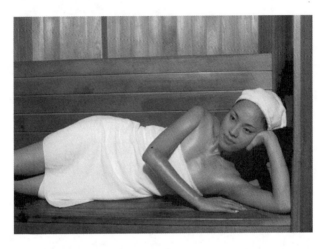

③ 体质弱的人容易造成虚脱。汗蒸会消耗大量的能量，而如果身体体质较弱，有可能出现昏厥等情况。所以体质弱的人要缩短汗蒸的时间。

④ 女性月经期间是严禁汗蒸的，有高血压症状和心脏病的人员也不可以进行汗蒸。另外，据报道，汗蒸可能会影响男性精子质量。

所以汗蒸只是一种因人而异的保健方式。

科学减脂，享"瘦"一生

9.1　科学减脂的三大必要条件

9.1.1　能量负平衡

健康减肥的关键是能量负平衡，摄入比消耗少。要少吃、多动、平衡。少吃就是降低吃进去的热量；多动是增加能量消耗，平衡是保证微量营养素、维生素、矿物质、肌肉瘦体组织蛋白质等的摄入。减肥要减油和脂肪，而不是减蛋白质、矿物质、维生素、膳食纤维。

9.1.2　计算食物热量，平衡能量代谢

最有名也最常用的体重控制法是计算卡路里。它的理论很简单：当消耗的能量超过摄取的能量时，脂肪就减少了。一般正常体重的男性，每天需2200～2400kcal，而女性则为1900～2100kcal。如果所摄取的卡路里少于这个数目，就会动用脂肪细胞中储藏的能量，一旦储藏的脂肪减少了，体重也逐渐减轻了。而减轻的速度视每日摄取的卡路里多少而定。

为自己准备一份卡路里计算表，随时对照所吃下食物的热量，以供参考，并且记住每一餐吃了多少卡路里，开始时，必须仔细计算和称量食物，直到熟悉了每一份餐食的基准量和卡路里的多少。然后，就能自然而然地摄取限量内的卡路里。

决定理想的卡路里限量之前，你必须知道想要减轻的体重是多少，其次是你的身体活动量有多少，最后是你吃大餐的习惯性如何。

9.1.3 低升糖

新陈代谢是指脂肪的合成和脂肪的分解，合起来称为代谢，如果合成速度大于分解速度，那么体内就会囤积脂肪。因此我们需要解决分解和合成代谢的问题。要想减肥就要解决两个问题：合成的脂肪越少越好，分解的脂肪越多越好，所以要加速分解，抑制合成。脂肪从哪里来？其中一个重要的来源是碳水化合物，所以不能让那么多的碳水化合物变成脂肪存起来。那么不给碳水化合物行不行？不行，比如说大脑，它的功能只能靠碳水化合物来供应能量，没有糖会头晕、记忆力下降等，所以不能不给糖，碳水化合物是必需的营养素。

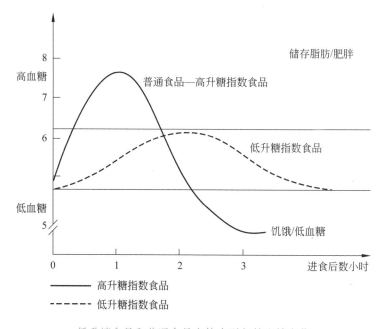

低升糖食品和普通食品在体内引起的血糖变化

很多年探索下来，发现一个最好的方法，这个方法其实最开始不是用在治疗肥胖上，而是治疗糖尿病。糖尿病患者能吃糖吗？那不会造成血糖升高吗？不给糖行吗？不行，患者大脑要工作。现在国际上最好的非药物治疗糖尿病的方法叫作LGI，L是LOW，低的意思，G是糖原的意思，I是指数的意思，低升糖指数食物也有碳水化合物，但这种碳水化合物是低升糖指数的食物，什么是低升糖指数食物呢？就是不会让血糖一下就升上去的食物。对于减肥而言它解决了什么问题？大大降低了糖合成为脂肪、转化为脂肪的比例，所以新的脂肪就少了。米饭、馒头、面条都是高升糖指数食物，所以吃完血糖很快就升上去了。

9.1.4 低升糖食物哪里找

升糖指数的高低是相对的，但在减脂过程中，要摄入指数绝对低的低升糖。在自然界中，没有一种食物是既含碳水化合物又是低升糖。低升糖指数食物有以下四个特性。

（1）糖类含量低

糖类含量的多少是直接影响升糖指数大小的主要因素，例如，若以同属糖类的砂糖和果糖来做比较，砂糖为两个分子葡萄糖，升糖指数约为果糖的3倍，因此，果糖是低升糖指数的食物。注意：葡萄糖 GI 值＝100。

（2）不易消化

同样的食物但经由不同的烹调方式或加工过程，也会影响升糖指数，例如，干饭比稀饭不易消化，升糖指数就较低，而干燥老化的米饭，其升糖指数更低；又如，即食麦片比原粒麦片的升糖指数高；因此食物的升糖指数还牵涉烹调或加工后的形态，并不只是单纯的食物种类。

（3）纤维量含量高

一般来说，由于蔬菜的纤维质较高，升糖指数普遍较低，但是淀粉类的蔬菜除外，例如，马铃薯、番薯等食物富含淀粉，因此，升糖指数仍较高。

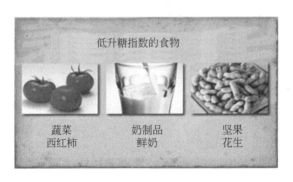

低升糖指数的食物

| 蔬菜 | 奶制品 | 坚果 |
| 西红柿 | 鲜奶 | 花生 |

（4）脂肪、蛋白质含量高

升糖指数和脂肪、蛋白质含量无关，因此，牛奶、奶酪等食物，所含的蛋白质、脂肪较高，而糖类含量相对较低，因此仍属低升糖指数的食物。

9.1.5　富营养

减肥的第三个必要条件是富营养，95%的肥胖都是因为摄入大量热量的同时却缺乏包含脂肪分解必需催化剂在内的多种营养因子而导致的。好的减肥食品应该有59种营养物质，包括人体七大必需营养素，包括38个化学反应所必需的酶和辅酶，还包括其他一些功能性元素，所以减肥不是要减少营养而是要增加营养、强化营养，但是减少热量需要能量负平衡，要把这两个区分出来。

平衡饮食的特点在于"全面、均衡、适度"，七大营养素——蛋白质、脂肪、糖类、维生素、矿物质、膳食纤维和水，按照标准比例供给，满足人们每日的营养需要。而要达到减肥目的的饮食应该是"低能量膳食"，就是在满足蛋白质、维生素、矿物质、膳食纤维和水这5大营养素的基础上，适量减少脂肪和糖类这两种营养素的摄取。减肥的同时也必须考虑营养，否则虽然获得了苗条的身段，却可能变得营养不良、皮肤粗糙，甚至出现严重的疾病。

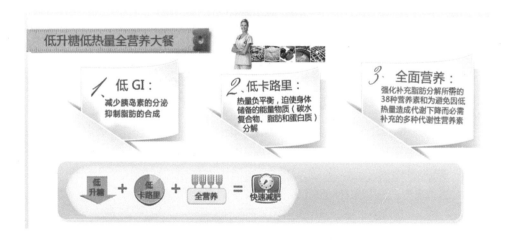

9.2　肥胖者的现实与梦想

9.2.1　中国普通食品遭遇的问题

在中国，绝大多数消费者会认为"吃不安全"或"病从口入"，但在美国，人们基本上是不用考虑食品污染问题。我们每天在吃什么？农民家种的给自己吃的菜又瘦又小都是虫眼，因为自己种的菜没打农药，所以虫敢吃，而我们在市场上买的打了农药的菜连虫都不敢吃，而你却天天在吃。你喝牛奶吗？挤奶工天天要给奶牛挤奶，很快牛的乳头就会发炎，为了防止它发炎，所以会在奶牛饲料里面加抗生素，于是你每天就喝着用了很多抗生素的牛奶。我们小时候吃的鱼基本上一年到一年半以上才能从鱼苗长成一条大鱼，而现在，给鱼苗喂饲料鱼就会长得很快，两三个月后就是一条大鱼，饲料的成分含有避孕药，所以你可能吃的是含有避孕药的鱼。不吃鱼了，吃猪肉行吗？猪肉可能是用瘦肉精催熟的。瘦肉精是生长素，是让猪快速生长的。

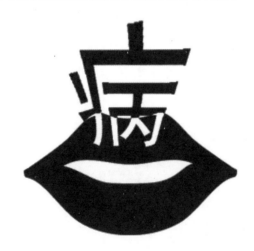

9.2.2　替代食品的兴起与稀缺

蔬菜被打了农药，牲畜被用了激素，水被污染，由此所产生的植物、动物都有很多的问题，年轻的消费者越发热衷于健康且独特的食品，而且对牲畜的境遇，以及食品生产过程中水土资源的使用情况更加在意。

一些创业公司正在用植物原料取代动物蛋白质，制造汉堡与蛋黄酱等食品，甚至在实验室中利用动物细胞制造出了蛋白质，营养型饮料含有维生素、矿物质以及其他营养素，可以直接饮用，代替健康食品，他们的产品不仅味道好，而且消除了有关动物问题的担忧，还让食品生产过程更为有效。此外与养殖业相比，他们的产品使用的水或其他资源更少，对环境更有益。但不是每个人都吃得起替代性食品的，经常吃就更吃不起了。

现在很多的消费者根本搞不清楚到底什么叫安全，什么叫不安全。食品最大的不安全在哪里呢？一定不是弄点什么染色剂把馒头染成了红色的不安全，这种不安全远远没有农药的危害大，远远没有那些使用生物饲料的危害大，所以现在全球流行替代食物。食品安全问题不仅是中国的问题，更是全球性的问题。替代食品在一定程度上解决了食品安全的问题。

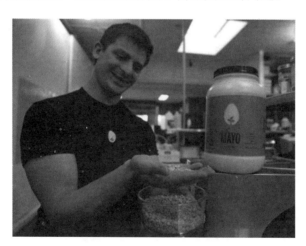

9.2.3 肥胖者做梦也想拥有的完美营养餐

日常生活中肥胖者往往因为暴饮暴食，或片面追求美丽而节食减肥，或因为饮食没有规律，肠胃功能失调导致营养失衡，而营养失衡会引发以下六大生理功能失调：

① 消化功能平衡失调；

② 内分泌功能平衡失调；

③ 血液循环功能平衡失调；

④ 神经功能平衡失调；

⑤ 免疫功能平衡失调；

⑥ 新陈代谢功能平衡失调。

六大生理功能失调会引发严重的健康危机，导致免疫力下降，机体对疾病的抵抗力下降。

完美营养餐最大限度地保护了营养成分不受破坏，并且富含碳水化合物、脂肪、蛋白质、多种维生素、矿物质等营养成分，食用方便，是现代人不可多得的美味食品，弥补人们日常生活中营养摄入不全面的缺陷。蛋白质是生命的物质基础，是细胞的重要组成部分，是人体组织更新和修补的主要原料。脂肪提供热量，协助蛋白质进行正常生理代谢活动。维生素是维持和调节机体正常代谢的重要物质，促进人体的新陈代谢和营养吸收。碳水化合物提供氨基酸在体内合成蛋白质所需的能量。矿物质辅助新陈代谢，保持机体细胞稳态平衡。完美营养餐既可让人享受独特的风味，又适合健康养生，并且营养也更均衡。

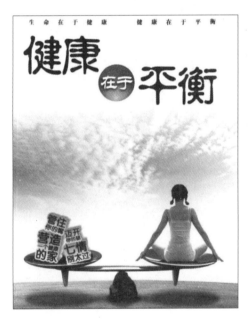

经科学组方而成的完美营养餐能提供人体所需的全面的营养素，具有以下保健功能。

① 提供全面均衡的营养，完美营养餐含有丰富的氨基酸、维生素、矿物质、功能性油脂和膳食纤维，是真正的完全营养。能增强体质，对营养不良、体质单薄以及病后需要调养者、孕妇、乳母、婴幼儿非常适合；能促进少年儿童生长发育，改善记忆；能改善因缺乏相关营养素引起的病症，如营养性贫血、骨质疏松、脚气病等。

② 降血脂、降血压，预防心脑血管疾病，糙米、全麦、玉米、大豆、燕麦所富含的纤维素都具有降血脂的作用；营养餐中丰富的维生素 C、锌、钙都有使血压下降的作用；营养餐能预防动脉硬化和各种心脑血管疾病。

③ 降血糖，糙米、大豆富含锌，糙米富含铬，糙米、全麦、玉米、大豆、燕麦都含有丰富的纤维素，螺旋藻富含的亚麻酸及锌、镁、钾都有降血糖的功效。

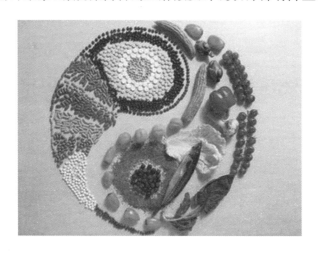

④ 改善肠胃功能，预防消化道疾病，完美营养餐需要含有丰富的膳食纤维，膳食纤维能清扫肠道、加速排便、减少肠道内的有害菌、增殖有益菌，还能减少肠道对有毒物质的吸收，螺旋藻富含叶绿素、藻蓝素、β-胡萝卜素和 γ-亚麻酸，这些物质具有抗黏膜组织炎症、修补受损伤细胞和恢复正常分泌功能，对预防慢性胃炎与消化道溃疡有显著作用。

⑤ 改善睡眠，燕麦、玉米含松果体素，糙米、大豆含的锌，玉米含的铜都具有改善睡眠的功效。

⑥ 延缓衰老，大豆所含的大豆皂甙、玉米所含的维生素 E 及营养餐中所含的维生素 C、β-胡萝卜素、卵磷脂、氨基酸等都有抗衰老的作用。

第 10 章

定制一套属于你的减肥计划

10.1 手机智能数据秤——你的身材健康管家

10.1.1 通过手机远程检测和管理你的体脂

按照人们过去的经验,患者发烧到药店去买药,药店就直接给患者拿退烧药。但目前广东省第二人民医院正在做一个变革:与广东省的 180 多个药店联网。联网以后,患者到药店买药前,先坐在药店的摄像头前,选择一位医生进行问诊。医生问诊之后怀疑是因为高血压造成的头晕,就让这个病人把电子血压计接上,而电子血压计、电子血糖仪均已联网,所检测数据结果可直接传到网上。

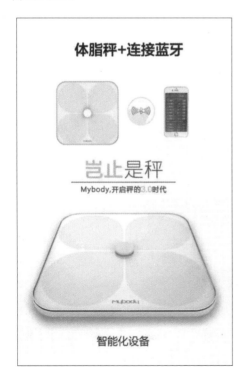

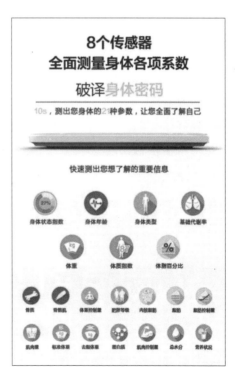

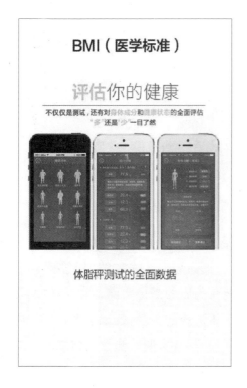

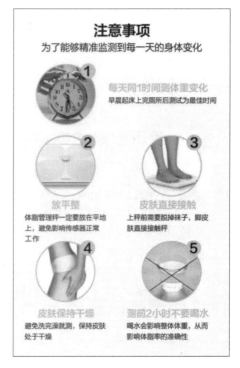

如果医生判断头晕不是高血压造成的,就接着测血糖,病人接着将手指伸到血糖仪里面,出来的数据就可以判断是不是血糖高造成的或是两者都高造成的。医生根据检测的数据开好处方,病人直接在药店拿药或者通过快递寄给消费者,这就是远程检测和服务。

体脂管理同样如此,消费者利用远程检测系统,往秤上一站,手机上就显示出体重数据,后台则立即显示出体重、体脂、内脏脂肪,结果如何分析呢？如果昨天是 68kg,今天是 66.8kg,昨天体脂率是 42%,今天体脂率是 35.6%,就说明减脂的效果很好。

🔹 10.1.2 三大指数看肥胖: 身体质量指数、体脂率、内脏脂肪

(1) BMI(身体质量指数)=体重(kg)/身高^2(m^2)

如身高 170cm,体重 60kg,BMI=60(kg)/1.7^2(m^2)=20.7,建议标准体重=22×1.7(m)×1.7(m)=63.5kg,约需增重 3.5kg。如身高 168cm,体重66kg,BMI=66(kg)/1.68^2(m^2)=23.38,建议标准体重=22×1.68(m)×

1.68(m)＝62kg,约需减重 4kg。这套标准较适合男性,用在女性身上可能会显得略胖,因此女性完美体重＝22×1.68(m)×1.68(m)×0.9＝56kg,约需减重 10kg。

国际上成年人肥胖的定义是:BMI 超过 25 的过重,BMI 超过 27.5 的肥胖。亚洲标准和中国标准与此略有差异。参见下表。

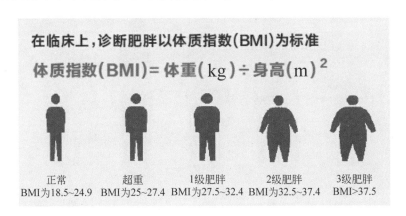

在临床上,诊断肥胖以体质指数(BMI)为标准

体质指数(BMI)＝体重(kg)÷身高(m)^2

正常	超重	1级肥胖	2级肥胖	3级肥胖
BMI为18.5~24.9	BMI为25~27.4	BMI为27.5~32.4	BMI为32.5~37.4	BMI>37.5

BMI 标准

BMI 分类	WHO 标准	亚洲标准	中国参考标准	相关疾病发病的危险性
偏瘦	<18.5	<18.5	<18.5	低(但其他疾病危险性增加)
正常	18.5~24.9	18.5~22.9	18.5~23.9	平均水平
超重	≥25.0	≥23.0	≥24.0	
偏胖	25.0~29.9	23.0~24.9	24~26.9	增加
肥胖	30.0~34.9	25~29.9	27~29.9	中度增加
重度肥胖	35.0~39.9	≥30.0	≥30.0	严重增加
极重度肥胖	≥40.0		≥40.0	非常严重增加

（2）体脂率

体脂率,是指人体内脂肪重量在人体总体重中所占的比例。BMI 指数有一定公式,不需要体脂管理器就可以自己计算出来,但体脂率无法目测或计算,需要透过体脂管理器来判断,要先输入基本资料,包括身高、年龄与性别。它的原理是透过生物阻抗分析,利用低电压电流测出电阻量,因为身体组织中的体脂不导电,而体内水分是导电的,测出电阻越大,表示体脂越高。

使用时须注意：孕妇、洗肾患者与使用电子医疗辅具者可能产生干扰，未满 15 岁、运动员、80 岁以上银发族等可能产生误差。此外，数据会受进食、排便与否影响。所以，每次测量时间最好固定，比如在清晨刚起床时。下图是不同体脂率的体形情况。

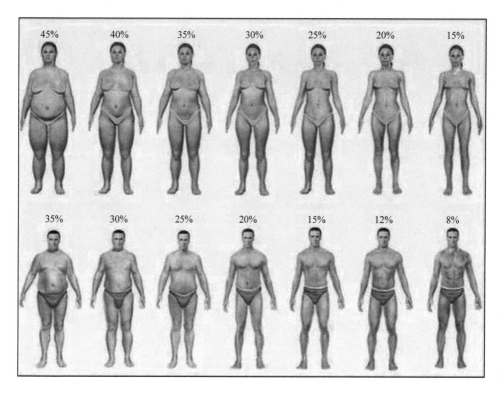

BMI 是一种显性指数，可从数字运算或体型来判断；体脂率却可发现"隐藏性肥胖者"，因为有人外形看来虽然瘦小，BMI 指数也在标准范围内，但体脂肪率有可能超过肥胖标准。

（3）内脏脂肪率

内脏脂肪是人体脂肪中的一种，与皮下脂肪（也就是我们平时所了解的身体上可以摸得到的"肥肉"）不同，它围绕着人的脏器，主要存在于腹腔内，如心脏、肝、胰、胃、肠道等器官的周围和内部。研究表明，体内脂肪会破坏人体内部的信息传导系统，被脂肪包裹的内脏器官会向身体输出错误化学信号，致使器官内部也开始囤积脂肪。

内脏脂肪长期堆积会引发三大问题：①形成水桶腰、将军肚，继而引发粗胳膊、肥屁股、大象腿等全身性肥胖。②厚达 3～8cm 的内脏脂肪，不断挤压肠胃，严重影响消化功能，导致便秘。③当大量内脏脂肪无处堆积时，就会进入血液，引发高血脂、高血压、糖尿病、动脉硬化、心脏病等各种代谢性疾病，进而增加中风和心肌梗死等心脑血管事件的发生率。肝脏长期被内脏脂肪包围，又会引发脂肪肝。因此，内脏性肥胖与糖尿病、高血压、血脂紊乱，被称为"死亡四重奏"，而内脏脂肪也被称作"危险的脂肪"，所以说"内脏脂肪过多就是定时炸弹"。中医所说的"腰围长，寿命短"就是这样的道理。

很多人只是知道人身体有脂肪，但是不知道我们的内脏其实也有可能会有脂肪。内脏如果有脂肪，那么肯定需要在一个合理范围内，这样身体可以继续保持健康，那么内脏脂肪率标准是多少？

内脏脂肪率在 10％ 以下都是标准，但也必须视年龄而定，30 岁以下最好保持在 5％～6％，若数值接近 8％～9％ 标准值边缘，可能就显得略高，现代快餐文化与垃圾食品充斥，使得许多年轻人已经埋下了危险因子。

30 岁以上的人群更需注意保健，若不做适度饮食控制，加上喝酒应酬、作息不正常、运动量不足，稍一不小心就会超过标准，内脏脂肪率超过 10％，甚至飙升到 15％、20％ 以上，极有可能引发脂肪肝、高血压、心脏病等高危疾病。

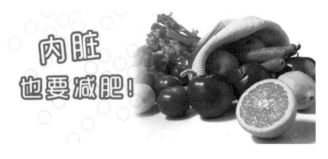

选择低热量的食物有助于控制体重

10.1.3　每天轻松测指标，塑型与健康两不误

其实我们可以通过相关仪器来检测数据，就像医生根据数据诊断病人病情，体重、BMI、身体各部分的围度、肺活量、气力、代谢、月经周期、减肥史、身

体状况等指标来判断。

(1) 结合其他指标看减肥效果

每种胖瘦测量方法都有其优缺点，为了更好地衡量减肥效果，判断我们的减肥方向是否正确，可以把四个变化作为衡量减肥效果的指标——脂肪率、体重、水分率、身体各部位的围度(特别是腰围)的变化。四个指标结合可以更好地反映出我们的减肥效果，并且避免单一的体重导向的错误的减肥方法(比如，减去水分或肌肉的做法，虽然体重下降了，但是对减肥没有好处)。特别是塑身的时候，体重不会有太多变化，此时应该偏向于以脂肪率等另外三个指标作为参考。

(2) 在每周的同一时段、相同环境及身体状况下测量

为了排除进食、水分、运动情况、环境影响等，每次测量的时候选定在一个时段、环境相同、身体状况没有很大差异的时候，更能比较出真实的减肥效果。早餐前是比较好的测量时段，此时身体经过长时间的休息和调整，状况比较稳定，且受进食的影响也比较小。

(3) 每周测量一次体重

仔细回想一下，就会发现我们的一周其实是一个小周期，生活习惯不同，亦会影响着体重的变化。每周一次，固定在某一天(比如，周一)测量体重，可以避免这种生活习惯的干扰。事实上，每天体重的变化更多的是受各种因素影响的结果。

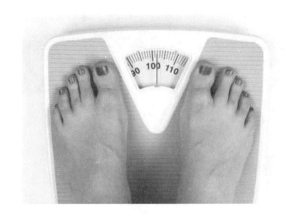

以下是通过能量负平衡、低升糖、富营养三大减脂技术原理实现成功减脂的案例。

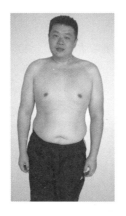 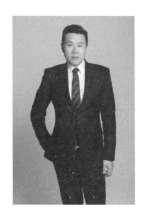

肥胖等级	极度肥胖	极度肥胖	肥胖等级	正常	正常
体重	高	93.6kg	体重	正常	74.1kg
体脂率	高	28.5％	体脂率	正常	19.5％
脂肪	高	25.7kg	脂肪	正常	14.4kg
内脏脂肪	高	12.0	内脏脂肪	正常	6.0
蛋白质	正常	13.0kg	蛋白质	正常	12.0kg
水分	低	47.4kg	水分	正常	43.9kg
肌肉	正常	60.3kg	肌肉	正常	55.9kg
骨骼肌	正常	43.0kg	骨骼肌	正常	39.9kg
骨质	正常	4.1kg	骨质	正常	3.7kg

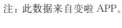

减脂前　　　　　　　　　　　　　　　减脂后

注：此数据来自变啦 APP。

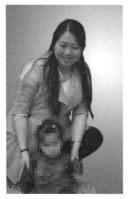 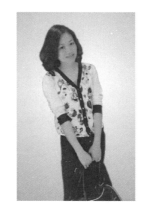

肥胖等级	极度肥胖	极度肥胖	肥胖等级	轻度肥胖	轻度肥胖
体重	高	65.9kg	体重	正常	51.3kg
体脂率	高	35.3％	体脂率	正常	23.3％
脂肪	高	23.2kg	脂肪	正常	12.0kg
内脏脂肪	高	12.0	内脏脂肪	正常	5.0
蛋白质	低	7.6kg	蛋白质	低	6.9kg
水分	低	32.4kg	水分	正常	29.9kg
肌肉	正常	40.1kg	肌肉	正常	36.8kg
骨骼肌	正常	28.6kg	骨骼肌	低	26.2kg
骨质	低	2.6kg	骨质	正常	2.6kg

减脂前　　　　　　　　　　　　　减脂后

注：此数据来自变啦 APP。

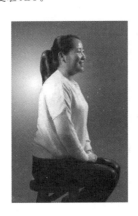 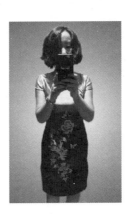

肥胖等级	重度肥胖	重度肥胖	肥胖等级	轻度肥胖	轻度肥胖
体重	高	58.6kg	体重	正常	49.6kg
体脂率	高	31.0％	体脂率	正常	23.9％
脂肪	高	18.2kg	脂肪	正常	11.9kg
内脏脂肪	正常	9.0	内脏脂肪	正常	5.0
蛋白质	低	7.2kg	蛋白质	低	6.6kg
水分	低	30.7kg	水分	正常	28.7kg
肌肉	正常	37.9kg	肌肉	正常	35.3kg
骨骼肌	正常	27.0kg	骨骼肌	正常	25.2kg
骨质	低	2.5kg	骨质	正常	2.5kg

减脂前　　　　　　　　　　　　　减脂后

注：此数据来自变啦 APP。

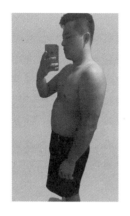 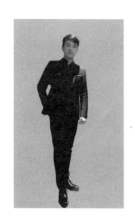

肥胖等级	重度肥胖	重度肥胖	肥胖等级	轻度肥胖	轻度肥胖
体重	高	87.8kg	体重	高	72.1kg
体脂率	高	28.4%	体脂率	高	20.4%
脂肪	高	25.0kg	脂肪	高	14.7kg
内脏脂肪	高	12.0	内脏脂肪	正常	7.0
蛋白质	正常	12.6kg	蛋白质	正常	11.5kg
水分	低	46.2kg	水分	正常	42.3kg
肌肉	正常	58.8kg	肌肉	正常	53.8kg
骨骼肌	正常	42.0kg	骨骼肌	低	38.4kg
骨质	正常	4.0kg	骨质	正常	3.6kg

减脂前　　　　　　　　　　　　　　　　　　减脂后

注：此数据来自变啦 APP。

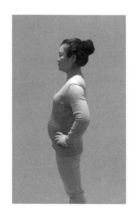 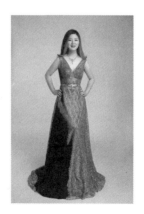

肥胖等级	重度肥胖	重度肥胖	肥胖等级	正常	正常
体重	高	71.1kg	体重	正常	52.2kg
体脂率	高	31.5％	体脂率	正常	25.1％
脂肪	高	22.4kg	脂肪	正常	13.1kg
内脏脂肪	高	10.0	内脏脂肪	正常	6.0
蛋白质	低	8.9kg	蛋白质	低	6.9kg
水分	低	36.9kg	水分	正常	29.7kg
肌肉	正常	45.8kg	肌肉	正常	36.6kg
骨骼肌	正常	32.7kg	骨骼肌	正常	26.1kg
骨质	低	2.9kg	骨质	正常	2.5kg

<table>
<tr><td>减脂前</td><td>减脂后</td></tr>
</table>

注：此数据来自变啦 APP。

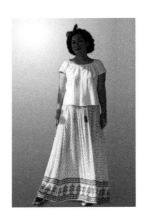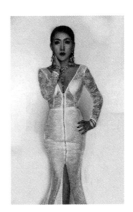

肥胖等级	极度肥胖	极度肥胖	肥胖等级	重度肥胖	重度肥胖
体重	高	75.6kg	体重	高	62.9kg
体脂率	高	38.6％	体脂率	高	32.7％
脂肪	高	29.2kg	脂肪	高	20.6kg
内脏脂肪	高	16.0	内脏脂肪	高	10.0
蛋白质	低	8.4kg	蛋白质	低	7.6kg
水分	低	35.2kg	水分	低	32.1kg
肌肉	正常	43.7kg	肌肉	正常	39.7kg
骨骼肌	正常	31.2kg	骨骼肌	正常	28.3kg
骨质	低	2.6kg	骨质	低	2.6kg

<table>
<tr><td>减脂前</td><td>减脂后</td></tr>
</table>

注：此数据来自变啦 APP。

10.2　健康我做主——成为专家，彻底告别反弹噩梦

10.2.1　体脂管理是一个系统工程

肥胖已经成了 21 世纪的"世纪病"，严重影响人类的健康和寿命，并给患者带来严重的心理和社会问题。以前胖是有钱的标志，是身份的象征。但 21 世纪绝对称得上是一个"恐肥时代"。如今胖代表着臃肿和懒惰，并且与一系列负面的形象与含义紧密相连。你也许会因为过度肥胖与良好的社会境遇和良好心理状况绝缘，甚至失去工作。

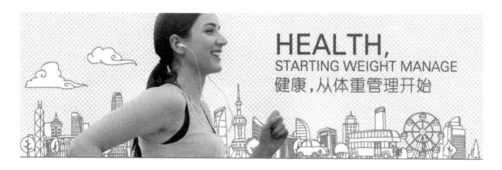

事实上，肥胖是一个系统工程，控制体脂是一个很复杂的社会问题，体脂管理是 20 世纪后期随着美国居民急剧肥胖而提出的新概念。区别于传统减肥方式：药物、运动、节食、胃切除手术等，体脂管理倡导个性化解决和效果监测，甚至引发了欧美国家第三次波澜壮阔的减肥革命。体脂管理顺应减肥大势而生，但健康意义远远大于减肥本身，是最优越的减肥方式。

体脂是折射身体健康的一面镜子。肥胖者是高血压、心脏病、冠心病等疾病的高发人群，消瘦人群多由于肠胃功能弱，消化吸收差而长期处于亚健康状态。体脂管理是通过专业医师或营养师根据顾客体质特征，给出综合营养、运动、生活方式等要素的个性化方案，并实时监测记录当天食物、水分及运动量的新型体脂解决方式。从个性化解决方案到全程效果监控，体脂管理倡导健康和效果监测，目标是帮助用户养成健康良好的生活方式，在科学和谐的基础上使体脂保持在健康范围内。

💧 10.2.2　采用健康减脂技术

在欧美等发达国家,体脂管理业起步已有多年,并逐步完善,年营业规模达数十亿美元的体脂管理公司比比皆是。而在中国,一家家所谓体脂管理机构不过是减肥机构,他们采用超负荷的运动量、节食等方法使肥胖者达到一定程度的减肥效果,一旦停止,很容易造成反弹,超负荷的运动量也使人不堪忍受。而某些减肥产品,产品结构单一,缺乏营养师专业指导和持续性效果监测,使消费者的减肥实践屡战屡败。

要辨别是否能够真正地实现减脂,还是要回归到减脂的三大原理!饮食调整中必须保证能量负平衡、低升糖、富营养,否则所有提出来的减肥方法都是站不住脚的!

以上都是属于以行为习惯的调整改善体脂。

如果坚持能保证体重下降 5%～10%,会带来很多好处。比如,会降低血糖、血压、血脂,减轻睡眠窒息的严重程度,同时关节性疾病和妇科病症都会得到一定程度的改善。

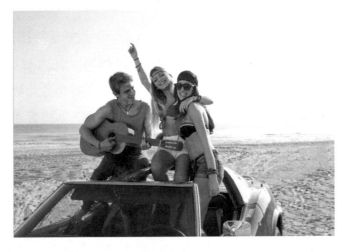

重度肥胖患者有时会考虑选用减肥手术,比如,胃束带手术,手术后只能吃规定量的食物,多了就想要吐。这个会有手术损伤,且只适用于非常严重的肥胖患者。我们建议所有女性,如果能够采用行为习惯进行管理体脂,一定不要采用吃药或者手术。

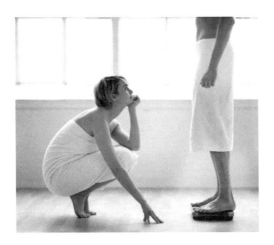

10.2.3 体脂管理误区

首先，控制饮食并不等于不吃。减肥是为了健康，如果损害健康了，减肥的意义也会大打折扣。晚上不吃，从夜里到凌晨的时候容易出现低血糖。

胖的人，一个普遍的反应就是吃饭速度太快，要知道，好胃口是撑出来的。要想减肥，首先从慢嚼、细嚼开始。用不了多久食量就会迅速地下降。

其次，疯狂运动不可取，运动应循序渐进。有的人每天运动 8～10 个小时，这是不可取的。确实有的人在疯狂运动一段时间以后体重下来了，但是心脏也毁了，关节也毁了。一休息，体重还可能反弹，反而得不偿失。

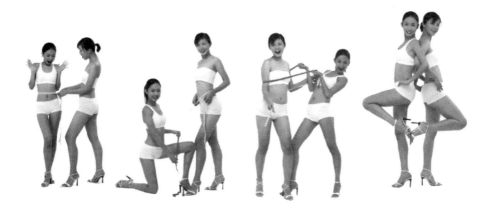

对于减肥，大家还有一个误区，就是觉得自己必须减到年轻时那样瘦，很苗条很瘦才是减肥。但很多人尤其是中年女性，想完全回到年轻的时候几乎是不可能的。实际上只要你的体重下降 5%～10%，也就是减重几公斤已经能获得减肥所带来的所有好处。

总结一下体脂控制、体脂管理相关问题，减肥其实并不复杂，关键在于行动；关键在于我们大家携起手来，一起努力，共同对抗体脂的增加，恢复你的身材。

常见食物热量指数表

【五谷、豆类食物热量表】

食 品 名 称	热量(kcal)/ 可食部分(g)	食 品 名 称	热量(kcal)/ 可食部分(g)
油炸土豆片	612/100	玉米糁	347/100
黑芝麻	531/100	米粉(干,细)	346/100
芝麻(白)	517/100	香大米	346/100
油面筋	490/100	籼米(标二)	345/100
方便面	472/100	挂面(标准粉)	344/100
油饼	399/100	标准粉	344/100
油条	386/100	血糯米	343/100
莜麦面	385/100	粳米(标一)	343/100
燕麦片	367/100	黄米	342/100
小米	358/100	玉米面(白)	340/100
薏米	357/100	玉米面(黄)	340/100
籼米(标一)	351/100	素虾(炸)	576/100
高粱米	351/100	腐竹皮	489/100
富强粉	350/100	腐竹	459/100
通心粉	350/100	豆浆粉	422/100
大黄米(黍)	349/100	黄豆粉	418/100
江米	348/100	豆腐皮	409/100
粳米(标二)	348/100	油炸豆瓣	405/100
挂面(富强粉)	347/100	黑豆	381/100

续表

食 品 名 称	热量（kcal）/ 可食部分（g）	食 品 名 称	热量（kcal）/ 可食部分（g）
黄豆	359/100	水面筋	140/100
蚕豆(干,去皮)	342/93	烤麸	121/100
卤干	336/100	米饭(蒸,粳米)	117/100
虎皮芸豆	334/100	米饭(蒸,籼米)	114/100
绿豆面	330/100	面条(煮,富强粉)	109/100
绿豆	316/100	鲜玉米	106/46
杂豆	316/100	白薯	104/86
红芸豆	314/100	红薯	99/90
豌豆(干)	313/100	粉皮	64/100
红小豆	309/100	小米粥	46/100
杂芸豆(带皮)	306/100	米粥(粳米)	46/100
蚕豆(干,带皮)	304/100	豆沙	243/100
白芸豆	296/100	红豆馅	240/100
油豆腐	244/100	素火腿	211/100
白薯干	612/100	桂林腐乳	204/100
土豆粉	337/100	豆腐丝	201/100
粉条	337/100	素鸡	192/100
地瓜粉	336/100	素什锦	173/100
玉米(白)	336/100	素大肠	153/100
玉米(黄)	335/100	熏干	153/100
粉丝	335/100	酱豆腐	151/100
黑米	333/100	香干	147/100
煎饼	333/100	豆腐干	140/100
大麦	307/100	上海南乳	138/100
荞麦粉	304/100	菜干	136/100
烧饼(糖)	302/100	腐乳(白)	133/100
富强粉切面	285/100	臭豆腐	130/100
标准粉切面	280/100	北豆腐	98/100
烙饼	255/100	酸豆乳	67/100
馒头(蒸,标准粉)	233/100	南豆腐	57/100
麸皮	220/100	豆奶	30/100
花卷	217/100	豆浆	13/100
馒头(蒸,富强粉)	208/100	豆腐脑	10/100

【蔬菜类食物热量表】

食 品 名 称	热量(kcal)/可食部分(g)	食 品 名 称	热量(kcal)/可食部分(g)
干姜	273/95	蒜苗	37/82
蕨菜(脱水)	251/100	羊角豆	37/88
竹笋(黑笋,干)	213/76	榆钱	36/100
辣椒(红尖,干)	212/88	苦菜	35/100
黄花菜	199/98	刀豆	35/92
竹笋(白笋,干)	196/64	芥菜头	33/83
紫皮大蒜	136/89	西兰花(绿菜花)	33/83
大蒜	126/85	辣椒(红小)	32/80
毛豆	123/53	香菜	31/81
豌豆	105/42	苋菜(紫)	31/73
蚕豆	104/31	芹菜叶	31/100
慈姑	94/89	青萝卜	31/95
番茄酱(罐头)	81/100	苤蓝	30/78
芋头	79/84	大葱(鲜)	30/82
土豆	76/94	冬寒菜	30/58
甜菜	75/90	豆角	30/96
藕	70/88	白豆角	30/97
苜蓿	60/100	青蒜	30/84
荸荠	59/78	豇豆	29/97
山药	56/83	豇豆(长)	29/98
香椿	47/76	豌豆苗	29/98
枸杞菜	44/49	红菜薹	29/52
黄豆芽	44/100	四季豆	28/96
胡萝卜(黄)	43/97	荷兰豆	27/88
玉兰片	43/100	蓟菜	27/88
鲜姜	41/95	木瓜	27/86
洋葱	39/90	韭菜	26/90
胡萝卜(红)	37/96	卞萝卜	26/94
扁豆	37/91	白菜薹	25/84

续表

食品名称	热量（kcal）/可食部分（g）	食品名称	热量（kcal）/可食部分（g）
茭笋	25/77	芹菜	20/67
芸豆	25/96	芥蓝	19/78
茄子（绿皮）	25/90	小水萝卜	19/66
苋菜（青）	25/74	竹笋	19/63
雪里蕻	24/94	西红柿	19/97
小葱	24/73	长茄子	19/96
菠菜	24/89	苦瓜	19/81
菜花	24/82	菜瓜	18/88
茴香	24/86	西葫芦	18/73
小叶芥菜	24/88	芦笋	18/90
茭白	23/74	莴笋叶	18/89
油菜	23/87	绿豆芽	18/100
辣椒（青，尖）	23/84	西洋菜（豆瓣菜）	17/73
南瓜	22/85	黄瓜	15/92
柿子椒	22/82	小白菜	15/81
圆白菜	22/86	牛俐生菜	15/81
韭黄	22/88	大白菜（青白口）	15/83
油豆角	22/99	大白菜（酸菜）	14/100
毛竹笋	21/67	大白菜（小白口）	14/85
心里美萝卜	21/88	大叶芥菜（盖菜）	14/71
蒜黄	21/97	旱芹	14/66
茼蒿	21/82	萝卜樱（白）	14/100
番茄罐头（整）	21/100	莴笋	14/62
茄子	21/93	葫芦	14/87
丝瓜	20/83	水芹	13/60
空心菜	20/76	生菜	13/94
萝卜樱（小，红）	20/93	减肥笋瓜	12/91
木耳菜	20/76	冬瓜	11/80
白萝卜	20/95	竹笋（鞭笋）	11/45
油菜薹	20/93	角瓜	10/88
竹笋（春笋）	20/66		

【干果、水果类食物热量表】

食品名称	热量(kcal)/ 可食部分(g)	食品名称	热量(kcal)/ 可食部分(g)
松子仁	698/100	花生(生)	298/53
松子(生)	640/32	杏酱	286/100
核桃(干)	627/43	海棠脯	286/100
松子(炒)	619/31	苹果酱	277/100
葵花子(炒)	616/52	桂圆干	273/37
葵花子仁	606/100	桃酱	273/100
山核桃(干)	601/24	草莓酱	269/100
葵花子(生)	597/50	干枣	264/80
榛子(炒)	594/21	柿饼	250/97
花生(炒)	589/71	椰子	231/33
花生仁(炒)	581/100	乌枣	228/59
南瓜子(炒)	574/68	黑枣	228/98
西瓜子(炒)	573/43	密云小枣	214/92
南瓜子仁	566/100	莲子(糖水)	201/100
花生仁(生)	563/100	沙枣	200/41
西瓜子仁	555/100	栗子(鲜)	185/80
榛子(干)	542/27	红果(干)	152/100
杏仁	514/100	酒枣	145/91
白果	355/100	鲜枣	122/87
栗子(干)	345/73	芭蕉	109/68
莲子(干)	344/100	红果	95/76
葡萄干	341/100	香蕉	91/59
苹果脯	336/100	人参果	80/88
杏脯	329/100	海棠	73/86
核桃(鲜)	327/43	柿子	71/87
金丝小枣	322/81	桂圆(鲜)	70/50
果丹皮	321/100	荔枝(鲜)	70/73
无核蜜枣	320/100	甘蔗汁	64/100
桂圆肉	313/100	玛瑙石榴	63/57
桃脯	310/100	青皮石榴	61/55
西瓜脯	305/100	无花果	59/100
大枣(干)	298/88	红元帅苹果	59/84

续表

食品名称	热量（kcal）/可食部分（g）	食品名称	热量（kcal）/可食部分（g）
桃罐头	58/100	芦柑	43/77
红星苹果	57/85	葡萄（紫）	43/88
猕猴桃	56/83	桃（五月鲜）	42/93
黄元帅苹果	55/80	蜜橘	42/76
金橘	55/100	菠萝	41/68
京白梨	54/79	雪花梨	41/86
国光苹果	54/78	番石榴	41/97
桃（黄桃）	54/93	桃（久保）	41/94
海棠罐头	53/100	蜜桃	41/88
倭锦苹果	50/86	柚子（文旦）	41/69
鸭广梨	50/76	四川红橘	40/78
葡萄（巨峰）	50/84	苹果罐头	39/100
葡萄（玫瑰香）	50/86	枇杷	39/62
桑葚	49/100	小叶橘	38/81
青香蕉苹果	49/80	冬果梨	37/87
红香蕉苹果	49/87	杏子罐头	37/100
黄香蕉苹果	49/88	杏	36/91
橄榄	49/80	李子	36/91
莱阳梨	49/80	柠檬	35/66
苹果梨	48/94	李子杏	35/92
紫酥梨	47/59	哈密瓜	34/71
冬果梨罐头	47/100	西瓜（京欣一号）	34/59
橙子	47/74	糖水梨罐头	33/100
巴梨	46/79	芒果	32/60
祝光苹果	46/86	草莓	30/97
桃（旱久保）	46/89	红肖梨	30/87
樱桃	46/80	杨桃	29/88
红富士苹果	45/85	杨梅	28/82
伏苹果	45/86	库尔勒梨	28/91
福橘	45/67	柠檬汁	26/100
印度苹果	44/90	香瓜	26/78
红玉苹果	43/84	西瓜（郑州三号）	25/59
酥梨	43/72	白兰瓜	21/55
鸭梨	43/82		

【肉类食物热量表】

食品名称	热量(kcal)/ 可食部分(g)	食品名称	热量(kcal)/ 可食部分(g)
猪肉(肥)	816/100	猪肉(后臀尖)	331/97
羊肉干(绵羊)	588/100	茶肠	329/100
腊肠	584/100	猪肉(后蹄膀)	320/73
猪肉(血脖)	576/90	金华火腿	318/100
猪肉(肋条肉)	568/96	猪肘棒(熟)	314/72
牛肉干	550/100	盐水鸭(熟)	312/81
酱汁肉	549/96	蒜肠	297/100
鸭皮	538/100	小泥肠	295/100
香肠	508/100	羊肉(冻,山羊)	293/100
母麻鸭	461/75	猪肉香肠罐头	290/100
牛肉松	445/100	烧鹅	289/73
鸡肉松	440/100	羊肉(冻,绵羊)	285/100
北京烤鸭	436/80	风干肠	283/100
广东香肠	433/100	小红肠	280/100
北京填鸭	424/75	叉烧肉	279/100
瓦罐鸡汤(汤)	408/100	肯德基炸鸡	279/70
猪肉松	396/100	蛋清肠	278/100
猪肉(肥,瘦)	395/100	猪排骨	278/72
肉鸡	389/74	大肉肠	272/100
咸肉	385/100	酱羊肉	272/100
公麻鸭	360/63	大腊肠	267/100
猪肉(软五花)	349/85	酱鸭	266/80
猪肉(硬五花)	339/79	猪蹄	266/60
猪肉(前蹄膀)	338/67	猪大排	264/68
宫保肉丁(罐头)	336/100	午餐肠	261/100

续表

食品名称	热量（kcal）/可食部分（g）	食品名称	热量（kcal）/可食部分（g）
红果肠	260/100	羊肉（肥,瘦）	198/90
猪蹄（熟）	260/43	牛舌	196/100
母鸡（一年内鸡）	256/66	鸡翅	194/69
鸡爪	254/60	猪大肠	191/100
驴肉（熟）	251/100	猪耳	190/100
酱鸭（罐头）	248/93	猪肉（腿）	190/100
猪肘棒	248/67	瓦罐鸡汤（肉）	190/100
腊羊肉	246/100	卤猪杂	186/100
酱牛肉	246/100	腊肉	181/100
鹅	245/63	鸡腿	181/69
鸭舌	245/61	羊蹄筋（生）	177/100
烤鸡	240/73	鸡心	172/100
鸭	240/68	煨牛肉（罐头）	166/100
羊肉串（电烤）	234/100	酱驴肉	160/100
猪口条	233/94	猪蹄筋	156/100
午餐肉	229/100	猪肉（里脊）	155/100
小肚	225/100	牛蹄筋	151/100
羊舌	225/100	鸭掌	150/59
羊肉串（炸）	217/100	牛蹄筋（熟）	147/100
羊肉（熟）	215/100	沙鸡	147/41
扒鸡	215/66	鸭翅	146/67
火腿肠	212/100	鸭心	143/100
卤煮鸡	212/70	火鸡肝	143/100
猪肝（卤煮）	203/100	猪肉（瘦）	143/100
鸽	201/42	羊脑	142/100
猪肉（清蒸）	198/100	牛肝	139/100

续表

食 品 名 称	热量(kcal)/ 可食部分(g)	食 品 名 称	热量(kcal)/ 可食部分(g)
乌鸦肉	136/100	火鸡胸脯肉	103/100
羊肝	134/100	羊肉(后腿)	102/77
鸡胸脯肉	133/100	兔肉	102/100
猪脑	131/100	牛肉(前腱)	100/95
猪肝	129/99	鹅肫	100/100
鹅肝	129/100	牛肉(后腿)	98/100
喜鹊肉	128/100	猪腰子	96/93
鸭肝	128/100	牛肉(前腿)	95/100
土鸡	124/58	牛肺	94/100
马肉	122/100	羊肉(脊背)	94/100
鸡肝(肉鸡)	121/100	牛肉(后腱)	93/94
鸡肝	121/100	鸭肫	92/93
猪心	119/97	火鸡肫	91/100
羊肉(瘦)	118/90	火鸡腿	90/100
鸡胗	118/100	羊肾	90/100
方腿	117/100	鸭胸脯肉	90/100
狗肉	116/80	羊肚	87/100
驴肉(瘦)	116/100	野兔肉	84/100
羊心	113/100	猪肺	84/97
羊肉(前腿)	111/71	牛肚	72/100
乌骨鸡	111/48	羊大肠	70/100
鹌鹑	110/58	猪小肠	65/100
猪肚	110/96	鸭血(白鸭)	58/100
羊肉(胸脯)	109/81	羊血	57/100
羊肉(颈)	109/74	猪血	55/100
牛肉(瘦)	106/100	鸡血	49/100

【蛋类食物热量表】

食 品 名 称	热量(kcal)/ 可食部分(g)	食 品 名 称	热量(kcal)/ 可食部分(g)
蛋黄粉	644/100	松花蛋(鸭)	171/90
鸡蛋粉	545/100	鹌鹑蛋	160/86
鸭蛋黄	378/100	鸡蛋(红皮)	156/88
鸡蛋黄	328/100	鹌鹑蛋(五香罐头)	152/89
鹅蛋黄	324/100	鸡蛋(白皮)	138/87
鹅蛋	196/87	鸡蛋白	60/100
咸鸭蛋	190/88	鹅蛋白	48/100
鸭蛋	180/87	鸭蛋白	47/100
松花蛋(鸡)	178/83		

【水产类食物热量表】

食 品 名 称	热量(kcal)/ 可食部分(g)	食 品 名 称	热量(kcal)/ 可食部分(g)
鲮鱼(罐头)	399/100	河鳗	181/84
淡菜(干)	355/100	腭针鱼	180/75
蛏干	340/100	香海螺	163/59
鲍鱼(干)	322/100	快鱼	159/71
鱿鱼(干)	313/98	鲐鱼	155/66
鱼片干	303/100	虾皮	153/100
墨鱼(干)	287/82	白姑鱼	150/67
干贝	264/100	胡子鲇	146/50
海参	262/93	大麻哈鱼	143/72
鱼子酱(大麻哈)	252/100	平鱼	142/70
海鲫鱼	206/60	尖嘴白	137/80
丁香鱼(干)	196/100	鳊鱼(武昌鱼)	135/59
海米	195/100	八爪鱼	135/78
堤鱼	191/64	口头鱼	134/56

食品名称	热量(kcal)/可食部分(g)	食品名称	热量(kcal)/可食部分(g)
黄姑鱼	133/63	鲈鱼	100/58
带鱼	127/76	鳙鱼(胖头鱼)	100/61
黄鲭鱼	124/52	小黄花鱼	99/63
鲚鱼(小凤尾鱼)	124/90	虹鳟鱼	99/57
边鱼	124/70	罗非鱼	98/55
沙梭鱼	122/72	蛤蜊(毛蛤蜊)	97/25
海鳗	122/67	泥鳅	96/60
鲅鱼	122/80	大黄鱼	96/66
银鱼	119/100	鲮鱼	95/57
红螺	119/55	海蟹	95/55
鳜鱼	117/61	梭子蟹	95/49
青鱼	116/63	螯虾	93/31
赤眼鳟(金目鱼)	114/59	对虾	93/61
梅童鱼	113/63	龙虾	90/46
草鱼	112/58	黄鳝(鳝鱼)	89/67
鲨鱼	110/56	沙丁鱼	88/67
鲤鱼	109/54	明太鱼	88/45
鲫鱼	108/54	石斑鱼	85/57
比目鱼	107/72	明虾	85/57
鲷(加吉鱼)	106/65	河虾	84/86
鲚鱼(大凤尾鱼)	106/79	乌贼	84/97
片口鱼	105/68	麦穗鱼	84/63
河蟹	103/42	鲍鱼	84/65
鲇鱼	102/65	面包鱼	83/52
鲢鱼	102/61	墨鱼	82/69
基围虾	101/60	琵琶虾	81/32
金线鱼	100/40	淡菜(鲜)	80/49
狗母鱼	100/67	海虾	79/51

续表

食 品 名 称	热量(kcal)/ 可食部分(g)	食 品 名 称	热量(kcal)/ 可食部分(g)
鲜贝	77/100	黄鳝(鳝丝)	61/88
非洲黑鲫鱼	77/53	鲜扇贝	60/35
鱿鱼(水浸)	75/98	田螺	60/26
海蜇头	74/100	生蚝	57/100
牡蛎	73/100	蛤蜊(沙蛤)	56/50
蚶子	71/27	章鱼	52/100
海参(鲜)	71/100	河蚬	47/35
蚌肉	71/63	蛤蜊(花蛤)	45/46
海蛎肉	66/100	蛏子	40/57
乌鱼蛋	66/73	河蚌	36/23
蟹肉	62/100	海蜇皮	33/100
鲜赤贝	61/34	海参(水浸)	24/100

【奶类食物热量表】

食 品 名 称	热量(kcal)/ 可食部分(g)	食 品 名 称	热量(kcal)/ 可食部分(g)
黄油	892/100	炼乳(罐头,甜)	332/100
奶油	720/100	奶酪	328/100
黄油渣	599/100	奶豆腐(鲜)	305/100
牛奶粉(母乳化奶粉)	510/100	酸奶	72/100
羊奶粉(全脂)	498/100	果料酸奶	67/100
牛奶粉(强化维生素)	484/100	母乳	65/100
牛奶粉(全脂)	478/100	酸奶(中脂)	64/100
奶片	472/100	酸奶(高蛋白)	62/100
牛奶粉(全脂速溶)	466/100	羊奶(鲜)	59/100
奶皮子	460/100	脱脂酸奶	57/100
牛奶粉(婴儿奶粉)	443/100	牛奶	54/100
奶疙瘩	426/100	牛奶(强化 VA,VD)	51/100
冰激凌粉	396/100	酸奶(橘味脱脂)	48/100
奶豆腐(脱脂)	343/100	果味奶	20/100

【油脂类食物热量表】

食 品 名 称	热量(kcal)/可食部分(g)	食 品 名 称	热量(kcal)/可食部分(g)
棕榈油	900/100	猪油(炼)	897/100
菜籽油	899/100	鸭油(炼)	897/100
茶油	899/100	大麻油	897/100
豆油	899/100	羊油(炼)	895/100
花生油	899/100	玉米油	895/100
葵花籽油	899/100	牛油	835/100
棉籽油	899/100	猪油(未炼)	827/100
牛油(炼)	898/100	羊油	824/100
色拉油	898/100	辣椒油	450/100
香油	898/100	胡麻油	450/100

【糕点小吃热量表】

食 品 名 称	热量(kcal)/可食部分(g)	食 品 名 称	热量(kcal)/可食部分(g)
VC 饼干	572/100	硬皮糕点	463/100
曲奇饼	546/100	鹅油卷	461/100
焦圈	544/100	混糖糕点	453/100
维夫饼干	528/100	蛋麻脆	452/100
麻花	524/100	开花豆	446/100
开口笑	512/100	钙奶饼干	444/100
凤尾酥	511/100	月饼(奶油果馅)	441/100
起酥	499/100	江米条	439/100
京式黄酥	490/100	月饼(奶油松仁)	438/100
桃酥	481/100	鸡腿酥	436/100
核桃薄脆	480/100	黑麻香酥	436/100
福来酥	465/100	京八件	435/100
春卷	463/100	状元饼	435/100

续表

食 品 名 称	热量(kcal)/可食部分(g)	食 品 名 称	热量(kcal)/可食部分(g)
奶油饼干	429/100	蛋糕(蒸)	320/100
饼干(奶油)	429/100	面包(多维)	318/100
月饼(百寿宴点)	428/100	面包	312/100
酥皮糕点	426/100	栗羊羹	301/100
月饼(枣泥)	424/100	面包(法式配餐)	282/100
黑洋酥	417/100	炸糕	280/100
月饼(五仁)	416/100	面包(维生素)	279/100
苏打饼干	408/100	面包(果料)	278/100
香油炒面	407/100	面包(咸)	274/100
月饼(豆沙)	405/100	面包(麦胚)	246/100
麻香糕	401/100	三鲜豆皮	240/100
麻烘糕	397/100	烧卖	238/100
菠萝豆	392/100	汤包	238/100
蛋黄酥	386/100	驴打滚	194/100
蛋糕(奶油)	378/100	白水羊头	193/100
面包(法式牛角)	375/100	艾窝窝	190/100
藕粉	372/100	年糕	154/100
美味香酥卷	368/100	灌肠	134/100
蜜麻花	367/100	豌豆黄	133/100
绿豆糕	349/100	炒肝	96/100
蛋糕	347/100	油茶	94/100
桂花藕粉	344/100	茶汤	92/100
蛋糕(蛋清)	339/100	小豆粥	61/100
茯苓夹饼	332/100	凉粉(带调料)	50/100
碗糕	332/100	豆腐脑(带卤)	47/100
面包(黄油)	329/100	凉粉	37/100
烧饼	326/100	豆汁(生)	10/100
面包(椰圈)	320/100		

【糖类食物热量表】

食品名称	热量(kcal)/可食部分(g)	食品名称	热量(kcal)/可食部分(g)
巧克力	586/100	绵白糖	396/100
巧克力(维夫)	572/100	红糖	389/100
芝麻南糖	538/100	米花糖	384/100
酥糖	436/100	泡泡糖	360/68
奶糖	407/100	淀粉(团粉)	346/100
巧克力(酒芯)	400/100	淀粉(玉米)	345/100
酸三色糖	397/100	淀粉(土豆粉)	337/100
冰糖	397/100	蜂蜜	321/100

【饮料类热量表】

食品名称	热量(kcal)/可食部分(g)	食品名称	热量(kcal)/可食部分(g)
麦乳精	429/100	冰砖	153/100
酸梅精	394/100	冰激凌	126/100
山楂精	386/100	橘子汁	119/100
二锅头(58度)	352/100	红葡萄酒(16度)	91/100
可可粉	320/100	红葡萄酒(12度)	68/100
甲级龙井	309/100	白葡萄酒(11度)	62/100
铁观音	304/100	喜乐	53/100
绿茶	296/100	冰棍	47/100
红茶	294/100	杏仁露	46/100
花茶	281/100	汽水(特制)	42/100
橘汁(浓缩蜜橘)	235/100	巧克力豆奶	39/100
紫雪糕	228/100	柠檬汽水	38/100
砖茶	206/100	北京6度特制啤酒	35/100

【菌藻类食物热量表】

食 品 名 称	热量（kcal）/可食部分（g）	食 品 名 称	热量（kcal）/可食部分（g）
石花菜	314/100	榛蘑	157/77
琼脂	311/100	苔菜	148/100
发菜	246/100	松蘑	112/100
口蘑	242/100	海带（干）	77/98
普中红蘑	214/100	金针菇	26/100
珍珠白蘑	212/100	草菇	23/100
冬菇	212/86	双孢蘑菇	22/97
香菇（干）	211/95	水发木耳	21/100
杏丁蘑	207/100	金针菇（罐装）	21/100
紫菜	207/100	平菇	20/93
黑木耳	205/100	鲜蘑	20/99
大红菇	200/100	香菇（鲜）	19/100
白木耳	200/96	海带（鲜）	17/100
黄蘑	166/89	猴头菇（罐装）	13/100

【其他食品热量表】

食 品 名 称	热量（kcal）/可食部分（g）	食 品 名 称	热量（kcal）/可食部分（g）
芝麻酱	618/100	八宝菜（酱）	72/100
花生酱	594/100	酱油	71/100
芥末	476/100	萝卜干	60/100
胡椒粉	357/100	豆瓣辣酱	59/100
味精	268/100	大头菜（桂花）	51/100
豆豉（五香）	244/100	冬菜	46/100
辣油豆瓣酱	184/100	酱苤蓝丝	39/100
豆瓣酱	178/100	芥菜头	38/100
甜面酱	136/100	辣萝卜条	37/100
辣酱（麻）	135/100	大头菜（酱）	36/100
黄酱	131/100	辣椒糊	31/100
醋	130/100	酱萝卜	30/100
牛肉辣瓣酱	127/100	榨菜	29/100
糖蒜	114/74	腌雪里蕻	25/100
甜辣黄瓜	99/100	酱黄瓜	24/100
郫县辣酱	89/100	韭菜花（腌）	15/100
什锦菜	75/100		

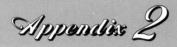

成年人一天需要多少热量

【热量的作用】

热量来自碳水化合物、脂肪、蛋白质。

碳水化合物产生热能≈4kcal/g。

蛋白质产生热量＝4kcal/g。

脂肪产生热量＝9kcal/g。

【热量的单位】

kcal(千卡,Kilocalorie,千焦耳)。

1kcal＝4.184 千焦耳。

1kcal：是能使出 1ml 水上升 1℃的热量。

【成人每日需要热量】

成人每日需要的热量＝人体基础代谢的需要的基本热量＋体力活动所需要的热量＋消化食物所需要的热量。

消化食物所需要的热量＝10％×(人体基础代谢的需要的最低热量＋体力活动所需要的热量)

成人每日需要的热量＝1.1×(人体基础代谢的需要的最低基本热量＋体力活动所需要的热量)

成人每日需要的热量如下。

男性：2210~2412kcal/d

女性：1900~2100kcal/d

人体基础代谢的需要基本热量（简单算法）如下。

女性：基本热量（kcal）＝体重（斤）×9

男性：基本热量（kcal）＝体重（斤）×10

人体基础代谢的需要的基本热量（精确算法/kcal）如下。

女性

年龄	公式
18~30 岁	14.6×体重（kg）＋450
31~60 岁	8.6×体重（kg）＋830
60 岁以上	10.4×体重（kg）＋600

男性

年龄	公式
18~30 岁	15.2×体重（kg）＋680
31~60 岁	11.5×体重（kg）＋830
60 岁以上	13.4×体重（kg）＋490

减脂菜单推荐

想达到"减一次，苗条一辈子"必经减脂、适应和体重保持三个阶段。

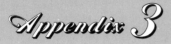

可以根据需求，定制理想的减肥速度。

有以下 4 种方式供选择。

（1）使用方法一

一日三餐食用营养餐①一次 1～2 包。

（2）使用方法二

前 3～5 天三餐均食用营养餐，之后早餐配合健康食谱套餐，中、晚餐食用营养餐。

（3）使用方法三

早、中餐配合健康食谱套餐，晚餐食用营养餐。

（4）使用方法四

早、中、晚三餐食用健康食谱套餐。

……

营养餐富含人体一天所需要的各种营养成分，完全满足低卡路里、低升

---

① 营养餐在这里以"脂老虎"营养餐为例。脂老虎健康减脂技术针对不同营养需求，专门设计了能量负平衡、低升糖、富营养的营养食品。

糖、全营养三大科学减脂要素。因此最快速的健康减肥方案是一日三餐用营养餐代替普通三餐。

辅助食谱(任选之一)如下。

(1) 早餐

早餐1：一袋营养餐＋一小碗麦片粥

早餐2：一袋营养餐＋一杯脱脂牛奶

早餐3：一袋营养餐＋一个煮鸡蛋＋一杯脱脂牛奶

早餐4：一袋营养餐＋一杯咖啡＋一个煮鸡蛋＋一个苹果

(2) 中餐

中餐1：一袋营养餐＋一个煮鸡蛋＋一碗鲫鱼萝卜豆腐汤

中餐2：一袋营养餐＋一份凉拌西兰花＋一小份冬瓜汤

中餐3：一袋营养餐＋一小碟烧牛肉＋一个生的西红柿

中餐4：一袋营养餐＋一小份鸡肉＋一份烧胡萝卜＋一份凉拌芹菜

(3) 晚餐

晚餐1：一袋营养餐＋一小份牛肉＋一碗凉拌海带丝

晚餐2：一袋营养餐＋一小碗紫菜汤＋一份小葱拌豆腐

晚餐3：一袋营养餐＋一份蒜拌海带丝＋一根生黄瓜

晚餐4：一袋营养餐＋适量的水煮虾＋一份凉拌三丝(生洋葱、胡萝卜、青椒)

【适应阶段】

体重达到理想目标,应及时做好适应阶段的规划,不同的使用方式对应不同的适应方式,帮助人们有效地进行体脂管理。

适应方式1

阶 段	早餐	中餐	晚餐
适应第一阶段7天	正常饮食	健康营养餐	健康营养餐
适应第二阶段10天	正常饮食	正常饮食	健康营养餐

适应方式2

阶 段	早餐	中餐	晚餐
适应阶段10天	正常饮食	正常饮食	健康配餐

适应方式 3

阶　　段	早餐	中餐	晚餐
适应阶段 7 天	正常饮食	正常饮食	健康配餐

　　　　正常饮食＝合理能量平衡摄入

　　　　健康配餐＝营养餐(主食)＋低脂、低热量、低糖(配菜)

　　　　健康营养餐＝营养餐＋低糖水果(如需要)

　　每日使用专业尿酮试纸检测尿酮高达 4＋时,应于早晚摄入浓白粥等碳水化合物进行调整。

绝对 不适宜 食用人群	急性胃炎、消化性溃疡、胃癌、急性胰腺炎、胰腺癌、肝硬化、肝癌、急慢性肾功能衰竭、急性肾小球肾炎、继发性肾小球疾病、成分过敏症、酮酸中毒、妊娠期、心脑血管病急性期、各种疾病急性期及其他严重疾病
相对 不适宜 食用人群	慢性心衰、贫血、胃病慢性期、抑郁症、低血糖、低血压、高尿酸血症、水和电解质代谢紊乱、营养代谢障碍疾病、病毒性肝炎、胆囊炎、胃动力不足、哺乳期、骨质疏松症等

　　如在食用过程中出现过敏或其他不适症状应立即停止食用。

【体重保持阶段】

　　体重和体脂达标适应后,就可以完全采用正常膳食,只要每天摄入和消耗的热量平衡就不会再次肥胖。此时,只需要通过智能云平台和智能设备,体重管理中心的健康管理师每天会监测你的体重和体脂的变化情况,一旦出现某一天因为商业应酬、朋友聚会、家人团聚等原因致使摄入热量大于消耗热量多余脂肪开始在你的身体内堆积,健康管理师会在 24 小时内发现、及时地提醒并提供 2 天的应急解决方案。2 天后多余的脂肪全部会被消灭。你又回归正常的生活。当你把你的体重和体脂问题完全交给你的私人健康管家后,你即可在尽情享受生活的同时仍然保持苗条健康一辈子!

　　有人说:减肥是女人一辈子绕不开的话题,而我们更想说:健康,是我们大家一辈子都必须建设的工程。快乐减脂,健康生活! 脂老虎将一路相伴,助您完胜"肥胖"这只纸老虎!

肥胖引发的疾病

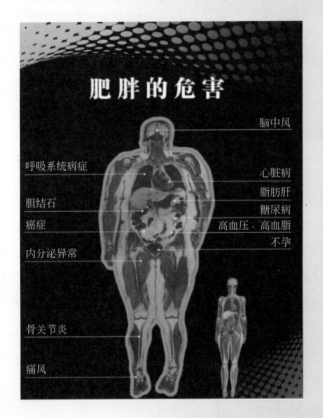

肥胖并发症

肥胖是指一定程度的明显超重与脂肪层过厚,是体内脂肪,尤其是甘油三酯积聚过多而导致的一种状态。由于食物摄入过多或机体代谢的改变而导致体内脂肪积聚过多造成体重过度增长并引起人体病理、生理改变或潜伏，造成人体心、脑、血管、内脏等多方面疾病。

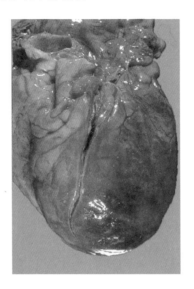

心脏血管脂肪增多

冠状动脉血栓

冠状动脉血栓形成是最严重的心血管急症，是一组冠状动脉粥样硬化血栓形成的严重冠状动脉粥样硬化心脏病（冠心病）类型。肥胖会引起血管脂肪增多，脂肪细胞附着于血管壁上，对血管弹性造成影响，并造成动脉血栓，对人体健康造成严重危害。

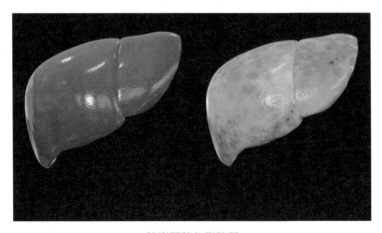

健康肝脏与脂肪肝

脂肪肝

脂肪肝是由于各种原因引起的干细胞内脂肪堆积过多的病变，根据脂质的不同可以是脂肪酸、三酰甘油、胆固醇等，其中以三酰甘油为多。脂肪肝是一种常见的临床现象，其临床表现轻者无症状，重者病情凶猛，严重影响患者生活质量和预期寿命。

动脉粥样硬化

动脉粥样硬化是动脉内膜非炎症性增生性病变，其特点是动脉管壁增厚、变硬、失去弹性和管腔缩小，外观黄色粥样的脂质积聚在动脉内膜上，因此称为动脉粥样硬化。肥胖会直接导致血管壁内脂质增多，是动脉粥样硬化高危原因之一。

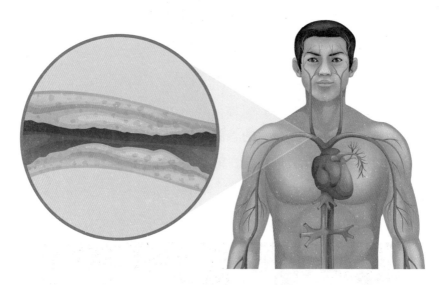

冠状动脉粥样硬化性心脏病

冠状动脉粥样硬化合并粥样斑块内出血

冠状动脉粥样硬化（Atherosclerosis）是动脉硬化中最常见而重要的类型，其特点是受累动脉的内膜有类脂质的沉着，复合糖类的积聚，继而纤维组织增生和钙沉着，并有动脉中层的病变，血管性质发生改变，极易引发斑块内出血。

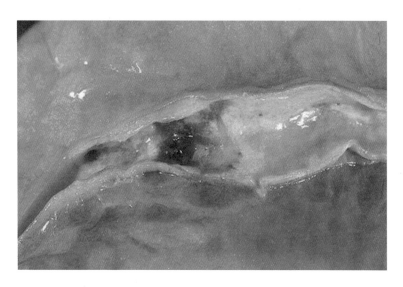

动脉粥样斑块内出血

管道脂肪

人体血管、肠道、气管等这些管道里都有脂肪,叫作管道脂肪。当人体肥胖导致管道脂肪增多,过多的脂肪就会影响血液循环,影响人体正常代谢活动。

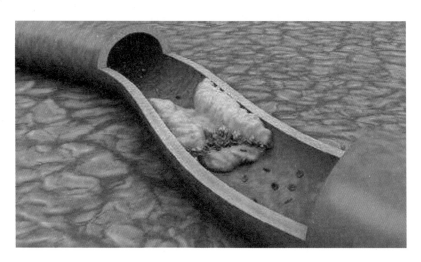

管道脂肪

资 料 来 源

[1] 昵图网

[2] 病理学学习园地

[3] 海洛创意网：www. hellorf. com

[4] 百年养生网：http://www. 100yangsheng. com/jkzc/11866. html

[5] 粥样硬性心血管疾病，http://www. uptosci. com/taginfo

更多减脂知识,请扫描二维码

参 考 文 献

参考书目

[1] 张爱珍. 临床营养学[M]. 北京：人民卫生出版社,2012.

[2] 查锡良,药立波. 生物化学与分子生物学[M]. 北京：人民卫生出版社,2013.

[3] 高鹏翔. 中医学[M]. 北京：人民卫生出版社,2013.

[4] 葛均波,徐永健. 内科学[M]. 北京：人民卫生出版社,2013.

[5] 李宁. 30 天健康减肥营养餐[M]. 杭州：浙江科学技术出版社,2012.

[6] 陈建霞. 健身与美体[M]. 合肥：安徽师范大学出版社,2012.

[7] 矫林江. 美体塑身完全指南[M]. 北京：人民卫生出版社,2013.

[8] 张为成,秦国风. 瘦身美体小秘方[M]. 北京：中医古籍出版社,2007.

[9] 王玉芬. 减肥塑身[M]. 北京：中国书籍出版社,2013.

参考文章

[1] 马立芳,郭红卫,何霭娜等. 成人超重和肥胖的危害及影响因素分析[J]. 环境与职业医学,
    2007(4)：375-377.

[2] 车延龙. 肥胖给人体带来的危害[J]. 价值工程,2011(33)：297.

[3] 刘伟. 肥胖的危害及对策[J]. 长春中医药大学学报,2010(3)：372-373.

[4] 郝莉莉,穆西珍. 关于肥胖与疾病[J]. 世界最新医学信息文摘,2016(31)：50-51.

[5] 唐珊珊,贾伟平. 生活方式与糖尿病[J]. 中华内分泌代谢杂志,2011(8)：692-694.

[6] 马豫. 内脏脂肪的危害及内脏减肥方法探讨[J]. 新教育时代电子杂志,2014(26)：
    157-158.

[7] 桑伟伟. 内脏脂肪数与肿瘤[J]. 医学综述,2012(1)：70-72.

[8] 郝喆. 浅谈"双重营养不良"[J]. 中国民康医学,2015(5)：77-79.

[9] 于瑞敏. 营养过剩型脂肪肝的食疗保健[J]. 中国食物与营养,2007(11)：54-56.

[10] 李明龙,王明雁,陈海燕. 高蛋白饮食与肥胖、糖尿病[J]. 中国临床营养杂志,2007(4)：
    237-239.

[11] 王平,冯乐平. 肥胖、代谢和微环境与癌症之间的联系[J]. 转化医学电子杂志,2014(3)：
    158-160.

[12] 孙超. 有氧运动减肥处方的应用性研究[J]. 体育时空,2015(21)：153.

[13] 王强,闻剑飞,汪辉. 运动减脂平台期形成机制及干预研究述评[J]. 吉林体育学院学报,
    2015(4)：68-72.